中药调剂实训

蒋玲霞　张晓军　主编
杨仲英　主审

 化学工业出版社
·北京·

内 容 简 介

　　本书根据中药调剂工作实际，分为中药调剂基础知识，中药调剂前的准备工作，中药处方的审核，中药处方应付，中药处方调配的顺序、称量和分戥，中药调剂的复核、包药与捆扎、发药及结束工作，中药煎煮与服用，常见中药的鉴别，贵细药材介绍九部分内容。

　　本书突出技术性、实用性及新颖性，使学生在掌握必要的理论知识的同时，通过加强实践训练，掌握中药调剂的操作技术。

图书在版编目（CIP）数据

　中药调剂实训/蒋玲霞，张晓军主编. —北京：
化学工业出版社，2021.1
　ISBN 978-7-122-38011-1

　Ⅰ.①中… Ⅱ.①蒋… ②张… Ⅲ.①中药制剂
学-职业技能-鉴定-教材 Ⅳ.①R283

　中国版本图书馆 CIP 数据核字(2020)第 231486 号

责任编辑：张　蕾　　　　　　　　　文字编辑：何金荣
责任校对：王佳伟　　　　　　　　　装帧设计：史利平

出版发行：化学工业出版社（北京市东城区青年湖南街 13 号　邮政编码 100011）
印　　装：三河市延风印装有限公司
710mm×1000mm　1/16　印张 10¾　字数 209 千字　2021 年 1 月北京第 1 版第 1 次印刷

购书咨询：010-64518888　　　　　　售后服务：010-64518899
网　　址：http://www.cip.com.cn
凡购买本书，如有缺损质量问题，本社销售中心负责调换。

定　　价：**39.80 元**　　　　　　　　　　　　**版权所有　违者必究**

编写人员名单

主　编　蒋玲霞　张晓军
副主编　管金发　李　键　卢　超
主　审　杨仲英
编　者
　　　　陈　琴（杭州胡庆余堂国药号有限公司）

　　　　管金发（杭州胡庆余堂国药号有限公司）

　　　　胡　杰（杭州第一技师学院）

　　　　黄雪波（杭州胡庆余堂国药号有限公司）

　　　　蒋玲霞（杭州胡庆余堂国药号有限公司）

　　　　李　键（杭州第一技师学院）

　　　　卢　超（杭州胡庆余堂国药号有限公司）

　　　　鲁　杭（杭州胡庆余堂国药号有限公司）

　　　　毛　磊（杭州第一技师学院）

　　　　邵淑媛（杭州胡庆余堂国药号有限公司）

　　　　徐艳波（杭州胡庆余堂国药号有限公司）

　　　　杨春燕（杭州胡庆余堂国药号有限公司）

　　　　杨雅丽（杭州胡庆余堂国药号有限公司）

　　　　袁玉鲜（杭州第一技师学院）

　　　　张晓军（杭州第一技师学院）

　　　　祝佳维（杭州胡庆余堂国药号有限公司）

序言

　　近年来，国务院先后发布了《关于推行终身职业技能培训制度的意见》和《国家职业教育改革实施方案》，对新时期开展职业教育和职业培训提出了新的指导思想和具体任务，把职业教育培训摆在国家改革创新和经济社会发展中更加突出的位置。两个文件都把开展技能竞赛、职业资格制度作为职工强化工匠精神和职业素质培育，坚持产教融合、校企合作、知行合一、德技并修的重要举措。

　　本书由浙江省省级技能大师工作室——蒋玲霞技能大师工作室与杭州第一技师学院合作编写，具有以下几大特点。

　　1. 本书内容基于职业技能标准、技能竞赛大纲，体现和满足中药调剂员国家职业资格的要求，深度与职业标准相适应。因此其实践性、应用性较强，突破了传统教材以理论知识为主的局限，突出了职业技能特点。

　　2. 本书突出以实践为导向，以工作任务来整合相应的知识、技能和态度，实现理论与实践的统一，专业能力和方法能力、社会能力培养的统一，有利于中药调剂从业人员综合能力的提高；在内容编排方式上适应企业岗位的特点，有利于激发学习的积极性。本书按模块化组织教材体系，各章节之间相互衔接较好，且具有一定的可裁减性和可拼接性，既可以圆满地完成专业教学任务，又可以根据不同的培养目标和地区特点或市场需求变化，供中药流通领域企业在职员工培训使用。

　　3. 本书编写人员以产教融合的方式选聘，采用企业与院校双主编牵头，使其各展所长、互相学习，从而有效地克服了内容脱离实际工作的弊端。

　　本书紧扣中药调剂职业需求，以实用技术为主，产教深度融合。今后的任务是在使用中加以检验，听取各方面的意见及时修订并继续开发新教材以促进其与时俱进、臻于完善。

　　愿使用本书的每位读者收获丰硕！愿全国中医药事业不断发展！

杭州胡庆余堂国药号有限公司董事长

杨仲英

2020 年 9 月

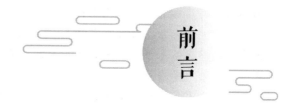

前　言

　　本书以《中药调剂员国家职业技能标准》和《全国医药行业特有职业技能大赛中药调剂员竞赛大纲》为依据，围绕处方审核、处方应付、处方称量等中药调剂实际工作流程展开，突出实用技能要求，按照"学以致用"的要求，紧扣工作实际，渗透工匠精神，提炼工作任务，建立实训体系，面向中药调剂的一线工作人员。本书突出"技能实用、理论够用"的培养理念，内容上强化实践环节，以真实临床处方案例为依托，配合适度的理论分析和介绍，夯实基础、重视应用，充分体现理论为实践服务的宗旨，既保证必要的基本知识、基本理论，又注重职业技能和能力的培养；形式上以典型工作任务为主设立大纲框架，创新编写模式，采用案例引入的编写形式，摒弃传统中药调剂教材的知识系统性描述，充分体现知识与技能的协调性。

　　本书主要内容包括中药调剂基础知识，中药调剂前的准备工作，中药处方审核，中药处方应付，中药处方调配的顺序、称量与分戥，中药调剂的复核、包药与捆扎、发药及结束工作，中药煎煮与服用，常见中药鉴别，贵细药材介绍。在内容上基于职业技能标准、技能竞赛大纲以及实际工作流程，体现和满足中药调剂员上岗的基本要求，范围和深度与职业技能标准、中国技能大赛竞赛大纲相适应。

　　通过对本书的学习，应达到以下基本要求：熟练掌握中药调剂过程中每个环节的基本要求、中药调剂中常见药材的经验鉴别方法和处方应付、特殊处理方法；能对中药处方进行审核并能识别出不合理处方，对中药调剂工作的现状与发展有一定的了解。本书突出以实训为导向，以案例来导入相应的知识和技能，实现理论与实践的统一，专业能力和方法能力、社会能力培养的统一，既能作为中药调剂人员的入门教程，也有利于中药调剂人员综合能力的提高；在内容编排方式上适应企业岗位的特点，有利于激发读者学习的积极性。

　　本书由浙江省省级技能大师工作室——蒋玲霞技能大师工作室与杭州第一技师学院合作组织编写。蒋玲霞、张晓军担任主编，并分别主持第一章和第四章编写；管金发、李键、卢超担任副主编，并分别主持第二章、第三章、第七章的编写；邵淑媛参与编写了第二章、第三章、第四章和第五章；祝佳维参与编写了第二章、第四章；黄雪波参与编写了第三章、第九章；徐艳波参与编写了第四章、第八章；杨雅丽参与编写了第五章、第九章；鲁杭参与编写了第六章、第七章；杨春燕参与编写了第六章、第七章；陈琴参与编写了第六章、第八章；胡杰参与编写了第七章；毛磊参与编写了第八章；袁玉鲜参与编写了第九章。此外，胡庆余堂名医馆吕中主任医师对本书中的案例处方进行了审核指导。

由于笔者水平与经验有限，书中疏漏之处在所难免，敬请读者批评指正。

编者

2020 年 9 月

目录

参 考 文 献　　　　161

第一章

中药调剂
基础知识

——

　　中药是指在中医药理论指导下用以防治疾病和医疗保健的药物，包括中药材、中药饮片和中成药。中药调剂员是根据医生处方将中药调配成方剂供使用的操作人员。中药调剂在我国已经有几千年的历史，随着科学技术的日新月异，中药调剂也在不断创新中得到发展。本章对中药调剂的基本概念、操作流程、中药调剂员的基本要求等方面内容进行介绍，使读者能对中药调剂的基本要求、行业现状与将来发展方向有基本的了解。

第一节　中药调剂简介

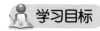 学习目标

　　1. 能知晓中药调剂的基本概念、意义和重要性。
　　2. 能熟记中药调剂工作的基本流程。

一、中药调剂的基本概念

　　中药调剂是指在中医基础理论的指导下，根据医师处方或患者需求，将中药饮片或中成药调配给患者使用的一项专业操作技术。

二、中药调剂工作的基本流程

　　中药调剂工作过程包括准备工作、处方调剂、结束工作三个程序。每个工序都有具体的操作规范和要求，要严格遵守和执行。

1. 中药调剂的准备工作

　　在中药处方调剂前，首先要准备好适合中药调剂的场地，准备好调剂所需的物品，如戥秤、冲筒、包药纸等，中药调剂员也应做好包括个人清洁、着装等在内的准备工作。

2. 中药处方调剂工作流程

　　中药处方调剂的基本流程可分为审方、计价、调配、复核、包扎、发药六个步骤，每个步骤都应按照操作规程规范操作，中药处方调剂的基本流程见图1-1。

审方 → 计价 → 调配 → 复核 → 包扎 → 发药

图 1-1　中药处方调剂流程

3. 中药调剂的结束工作

　　在完成中药调剂的基本流程后，应当做好物品归位、台面清理等清场工作。同时，应当做好售后服务工作，指导患者正确煎服中药等。

三、中药调剂工作的意义和重要性

中药是中医治疗疾病的重要武器，中医师根据中医四诊八纲、辨证施治开具处方，而一名中医师无论医术多么高明，辨证施治如何正确，都需要中药调剂员能正确调剂处方。如果在调剂处方时称量药物分量不足、错配、漏配、多配，就不能达到防病治病的最佳效果，甚至危害健康。所以，中药处方临床疗效的好坏与中药调剂员的水平高低密切相关。

中药调剂绝非单纯的按方抓药，而是一门技术、一门学问。中药调剂员必须具备一定的专业知识，经过专业的指导和刻苦的练习，才能真正发挥好中药处方应有的作用。由此可见，中药调剂工作在中医药领域中非常重要。

第二节　中药调剂的基本要求

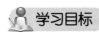 **学习目标**

1.能知晓中药调剂工作的基本要求。

2.能知晓中药调剂员的任职资格条件。

3.能区分中药调剂员的技能评价等级。

4.能做到中药调剂员的职业素养各项要求。

一、中药调剂工作的基本要求

中药调剂是一项关系到中药处方能否安全、有效、合理使用的关键技术，中药处方临床疗效的好坏与中药调剂工作水平的高低密切相关，因此做好中药调剂工作有以下基本要求。

（1）认真　在中药处方调配前，必须对中药处方认真审核；在中药处方调配中，必须按照处方认真称取每一味药；在中药处方调配后，对所配药品进行认真复核，以防用药差错。

（2）负责　在中药处方调配的每一个环节中，都应具备负责的态度，才能提高处方质量，促进合理用药，保障患者用药安全。

（3）准确　在中药处方调剂时，必须能准确识别处方应付，准确称量所需的药物剂量，并准确分帖，确保用药安全、有效。

（4）高效　在确保认真、准确地调配好中药处方的同时，要努力提高调配速度，提升调配效率，减少患者等待时间。

二、中药调剂员的任职资格

中药调剂员是指从事中药饮片调配、中成药调配、汤剂煎煮、临方炮制的人员。中药调剂员应由符合任职资格条件的人员担任。

1. 职业能力特征

中药调剂员应当四肢灵活，色、味、嗅、听、触觉的感官正常，具有一定的观察、判断、理解、计算和表达能力。

2. 文化程度

中药调剂员应具有高中毕业（或同等学力）的文化程度。

3. 身体健康

按照《药品经营质量管理规范》的规定，"直接接触药品岗位的人员应当进行岗前及年度健康检查，并建立健康档案。患有传染病或者其他可能污染药品的疾病的，不得从事直接接触药品的工作。身体条件不符合相应岗位特定要求的，不得从事相关工作。"

4. 培训

中药调剂员应经过所在企业的岗前培训，才能上岗从事中药调剂工作。

三、中药调剂员的技能评价

按照《国家职业技能标准：中药调剂员（2009 年修订）》，中药调剂员共分为初级（国家职业资格五级）、中级（国家职业资格四级）、高级（国家职业资格三级）、技师（国家职业资格二级）四个等级。

四、中药调剂员的职业素养

1. 职业道德

职业道德就是从事一定职业的人们在其职业活动中所应遵循的道德原则、规范，以及与之相适应的道德观念、道德情操和道德品质的总和。社会公德、职业道德和家庭美德是社会道德体系的三个基本组成部分，是不同生活领域的道德规范。职业道德作为一定职业范围内道德调整的特殊方式，具有以下一些特征：①具有鲜明的行业性；②具有表现形式上的多样性；③具有内容上的相对稳定性和连续性；④具有一定的强制性；⑤具有时代性。

2. 社会主义职业道德

社会主义职业道德是社会主义社会各行各业的劳动者在职业活动中必须共同遵守的基本行为准则。它是判断人们职业行为优劣的具体标准，也是社会主义道德在职业生活中的反映。社会主义职业道德的核心规范是为人民服务。社会主义职业道德的基本原则是集体主义。社会主义职业道德以爱岗敬业、诚实守信、办事公道、服务群众、奉献社会为基本规范和主要内容。

（1）爱岗敬业　作为社会主义职业道德最基本、最起码、最普通的要求，爱岗敬业是对人们工作态度的一种普遍要求。爱岗就是热爱自己的工作岗位，热爱本职工作，敬业就是要用一种恭敬严肃的态度对待自己的工作。

（2）诚实守信　作为做人的基本准则，诚实守信是社会道德和职业道德的一个基本规范。诚实就是表里如一，说老实话，办老实事，做老实人。守信就是信守诺言，讲信誉，重信用，忠实履行自己承担的义务。诚实守信是各行各业的行为准则，也是做人做事的基本准则，是社会主义最基本的道德规范之一。

（3）办事公道　作为对于人和事的一种态度，办事公道是千百年来人们所称道的职业道德。它要求人们待人处世要公正、公平。

（4）服务群众　亦称为人民群众服务，是社会全体从业者通过互相服务，促进社会发展、实现共同幸福。服务群众是一种现实的生活方式，也是职业道德要求的一个基本内容。服务群众是社会主义职业道德的核心，是贯穿于社会共同的职业道德之中的基本精神。

（5）奉献社会　作为社会主义职业道德的本质特征，奉献社会就是积极自觉地为社会做贡献。奉献社会自始至终体现在爱岗敬业、诚实守信、办事公道和服务群众的各种要求之中。奉献社会并不意味着不要个人的正当利益，不要个人的幸福。恰恰相反，一个自觉奉献社会的人，他才真正找到了个人幸福的支撑点。奉献和个人利益是辩证统一的。

3. 医药职业道德

医药职业道德是职业道德的一种，它是调节医药人员与患者、医药人员彼此之间以及医药人员与国家、集体之间关系的行为准则和规范。医药职业道德的基本原则是"救死扶伤，防病治病，实行社会主义人道主义，全心全意为人民身心健康服务"。

4. 中药调剂员职业守则

中药调剂员职业守则是对从事中药调剂员职业的人员在职业品德、职业纪律、职业责任、职业义务、专业技术胜任能力以及与同行、社会关系等方面的要求，是中药调剂员在从业活动中必须遵循的行为规范，又是人们评判中药调剂员职业道德行为的标准。中药调剂员的职业守则如下：救死扶伤、不辱使命；尊重患者、一视同仁；依法执业、质量第一；进德修业、珍视声誉；尊重同仁、密切合作。

5. 中药调剂员服务知识

服务是指履行职务，为他人做事，并使他人从中受益的一种有偿或无偿的活动，不以实物形式而以提供劳动的形式满足他人某种特殊需要。中药调剂员为患者调剂中药的过程也是一种服务。

（1）中药调剂员的礼仪要求　中药是防病治病、康复保健的特殊商品，中药调剂员应具有与其相适应的仪容仪表仪态。基本要求是干净整齐、端庄大方、神清气爽、朝气蓬勃。

① 仪容自然整洁　中药调剂员上岗前应做好自身的清洁卫生，包括头发、面部、颈部、手部的清洁，同时清除口腔及身体异味，禁止留长指甲。上岗前须整理好自己的发型。发型应自然大方，避免怪异的发型和发色。女性调剂员应将头发整齐束起，以免头发挡住眼睛，或给人以披头散发之感；男性调剂员不留超过发际的长发，不留大鬓角及胡须。女性调剂员不可浓妆艳抹，不应涂彩色指甲油，香水不可过浓，气味不可太怪，不佩戴形状怪异和有色的眼镜。

② 仪表端庄大方　中药调剂员应着企业统一的制服，保持制服整洁、熨烫平整、纽扣统一齐全，不应将衣袖或裤脚卷起，应在左胸前佩戴好胸卡。同时要注意鞋与服装的搭配，不宜穿式样过于休闲的鞋甚至拖鞋上岗。

③ 仪态自然得体

a. 站姿：即头正、颈直，两眼自然平视前方，嘴微闭，肩平，收腹挺胸，两臂自然下垂，手指并拢自然微屈，两脚尖张开夹角成45°或60°，身体重心落在两脚正中，给人以精神饱满的感觉。工作中应避免倚靠柜台、双手抱肩、叉腰、插兜、左右摇摆或蹬踏柜台、嬉笑打闹等不良姿态。

b. 走姿：在工作场所走动时须保持稳健的步伐，走路时应目光平视，头正且微抬，挺胸收腹，两臂自然摆动，身体平稳，两肩不左右晃动。

c. 其他举止：在中药调剂过程中，接方、抓取、称量、分帖等都要表现得不慌不忙，动作幅度不宜过大并始终面带微笑，给患者以训练有素、健康且朝气蓬勃之感。

（2）中药调剂员的语言表达要求　语言应用能力关系到企业的形象、商品的正常销售，中药调剂员在与人沟通时语言表达应注意以下几点。

① 简洁、准确、生动　在沟通中，语言应尽量简明、扼要，能清楚、准确地表达事实，并有感染力，不刻板。

② 亲切、诚恳　说话态度要亲切、和善、真诚恳切，把患者当成朋友相待，设身处地为患者着想。

③ 语调、语速　要求在工作中说话语调欢快、语速适中，以平常心与患者交谈。

④ 说好普通话　要求在与患者交谈过程中使用普通话，避免使用方言。

（3）中药调剂员的文明用语　中药调剂员在日常工作服务中应做到语言亲切、语气诚恳、用语准确、简洁生动，日常服务用语可以总结归纳为简洁的"十六字用语"，即"您、请、欢迎、对不起、谢谢、没关系、再见、慢走"。服务中最需注意的是不讲粗话、脏话，不讲讥讽挖苦的话，不讲催促埋怨的话，不讲与营业活动无关的话。需要练好语言基本功，不断提高语言应用技巧，用语言为患者营造一个和谐、文明、礼貌的购物环境。

6. 中药调剂员应具备的知识与技能

中药调剂员除了应当熟练掌握中药调剂相关知识，如中药处方的常规用名、处方应付、配伍禁忌、炮制方法、功能主治等外，还应具备其他一些相关的知识与技能。

（1）中医辨证基本技能　如能知晓中医阴阳五行学说、藏象学说、病因病机学说、辨证与治则等，并能运用到日常处方审核等工作中去。

（2）中成药购销技术　如中成药的处方来源与组方原则、中成药的剂型、中成药的合理应用等，能问病荐药，做到合理用药。

（3）中药保管养护技能　如中药材、中药饮片的储存方法及养护注意事项、中成药的储存保管注意事项等，能正确保管、养护中药。

（4）法律法规知识　如药品管理法律法规、处方管理办法，以及其他如经济法、劳动法等。

（5）职业道德与礼仪服务技能　如社会主义职业道德、医药职业道德、基本礼仪、沟通与服务技巧等，并能灵活运用到实际工作中去。

（6）安全防护技能　如防火防爆、安全用电等相关知识。

第三节　中药调剂工作的现状和发展

学习目标

1. 能知晓中药调剂工作的现状。
2. 能对中药调剂工作的创新和发展有自己的看法。

一、中药调剂工作的现状

中药调剂在我国已经有几千年的历史。新中国成立以后，医药卫生事业快速发展，对中药调剂提出了更高的要求。国家和各省市颁布了一系列的药品管理规范，如《中华人民共和国药品管理法》《中华人民共和国药典》（以下简称《中国药典》）《药品经营质量管理规范》《处方管理办法》《全国中药材炮制规范》及各省的《中药炮制规范》等，使中药调剂工作进入了法律化和规范化的发展渠道。但纵观中药调剂工作，也存在一些问题。

1. 中药标准不统一

目前我国有《中国药典》《全国中药材炮制规范》和省、自治区、直辖市地方炮制规范三级标准，但是各标准由于缺乏约束力和权威性，没有统一的质量标准，相同药材有多种炮制方法，甚至相互矛盾。

2. 药材真伪难辨

我国现有的中药材市场混乱，管理机制不完善。许多商家为了牟取暴利，在药材中人为掺假、造假，药品的质量良莠不齐，伪品、假品层出不穷，严重危害人民群众健康。

3. 中药名称不规范

由于中医药是在历史中不断发展而来的，历代本草典籍中的中药名称由于地域、时代、习惯的不同也大不相同，因此出现了大量的中药"同药不同名""同名不同药"等现象，加上部分医生书写处方时字体不清，开具处方药名按照自己的习惯来，导致中药调剂员容易误读处方导致用药错误。

4. 戥秤称量效率低、强度大

戥秤自宋代以来就广泛使用，要称取总量逐剂分戥，这种方式受人为因素影响大，容易造成称量偏差；称量及分帖时需要中药调剂员不断走动，劳动强度很大；中药调剂操作时中药调剂员容易吸入大量中药粉尘，影响健康。

5. 中药调剂员技能水平参差不齐

国家取消中药调剂员职业工种后，中药调剂员的职业准入门槛进一步降低，各地、各企业对中药调剂员的岗位培训体系不一，考核标准也不一，造成不同的中药调剂员技能水平参差不齐。

6. 传统中药剂型使用不便

汤剂是最传统的中药使用剂型，但存在煎煮较为复杂、容易因为煎煮方式错误导致药品疗效不佳、携带以及服用不便等问题。

二、中药调剂的创新和发展

随着现代工业、互联网＋等新技术的高速发展，社会迫切地要求中药调剂实现现代化、规范化。例如条形码技术、智能调配技术及全自动药品单剂量分包机等，不仅提高了配方的准确率，确保了用药安全，同时也提高了中药调配的工作效率。在中药现代化、规范化、信息化的过程中，中药调剂也在不断发展。

1. 调剂工具的发展

用计量准确、分辨灵敏、反应迅速的电子秤替代传统易受外界因素影响的戥秤；用粉碎机等机械设备代替传统的铜冲、研钵等，使需要捣碎或研粉的中药破碎度更均匀、效率更高；智能药斗柜的出现也大大减少了中药调剂员的工作量，减少了差错。

2. 中药调剂剂型的发展

为了避免传统调配抓药时误差大、易浪费、养护难，以及煎药过程烦琐、患者不易掌握等问题，近年来出现了小包装饮片、中药配方颗粒等新的中药配方剂型，方便中药调剂员调剂和患者服用。

（1）小包装饮片　小包装中药饮片一般是指中药饮片厂特制的以全透明聚乙烯塑料或无纺布等作为包装材料的小规格包装的中药饮片。根据临床使用的需要，一般有 3g、6g、9g、12g、15g、30g 等不同规格的小包装。中药饮片配方人员根据临床医生的处方直接"数包"配方，避免了传统调剂手抓分戥剂量不匀的问题。与传统中药饮片相比，小包装饮片有以下特点，见表 1-1。

表 1-1　小包装饮片优缺点

优点	缺点
① 剂量准确，减少称量差异； ② 质量控制提高； ③ 调剂简易； ④ 便于复核； ⑤ 提高调剂效率； ⑥ 改善调剂环境； ⑦ 便于贮存，有利于养护； ⑧ 保留传统特色	① 包装规格固定，不能完全满足临床需要； ② 质量控制不统一； ③ 提高生产包装成本； ④ 易造成"白色污染"； ⑤ 某些需要临用时打碎的药材不宜采用小包装

（2）中药配方颗粒　中药配方颗粒是由单味中药饮片经一种或多种工艺提取浓缩制成的、供中医临床配方用的颗粒。中药配方颗粒曾被称为单味中药浓缩颗粒剂、单味中药颗粒、颗粒性饮片、免煎中药饮片、新饮片、免煎汤剂、中药袋煎剂等十多种名称。2001 年 7 月 5 日，国家中医药管理局印发《中药配方颗粒管理暂行规定》将其正式命名为"中药配方颗粒"。相比传统饮片，中药配方颗粒在调剂上有以下特点，见表 1-2。

表 1-2　中药配方颗粒优缺点

优点	缺点
① 易于贮存和养护； ② 有利于提高饮片质量； ③ 提高工作效率； ④ 减小工作强度； ⑤ 提高调剂准确性，减少称量差错； ⑥ 改善调剂环境，降低了饮片损耗； ⑦ 拓展中药临床应用的范围； ⑧ 有利于药品的可追溯	① 企业间生产工艺不一致； ② 中药配方颗粒不能充分体现中药炮制的完整性； ③ 中药配方颗粒制备与传统煎剂制备间的功效差异难以有效跨越； ④ 中药配方颗粒价格相对偏高，制约其临床应用

因此，我们在推广中药配方颗粒应用的同时，也要提高药物加工技术能力，解决配方颗粒存在的问题。

3. 中药调剂技能的发展

中药调剂不仅要求掌握基本操作技能，还要求掌握并熟练运用中药学、炮制学、制剂学等多学科知识。为此，国家出台了《中药调剂员国家职业标准》，规范了中药调剂员的培训标准，并针对性设立国家级中药调剂员职业技能竞赛，提倡理论和操作能力并重，促使行业从业人员素质的有效提升。

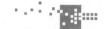

【思考与练习】

1.简述中药调剂准备工作包括哪些方面。

2.简述中药处方调剂的工作流程。

3.中药调剂员应具备哪些职业素养？

4.简述中药调剂剂型的发展方向与特点。

第二章

中药调剂前的
准备工作

有序的准备是中药调剂工作顺利开展的前提，主要包括合规的调剂场地、齐全的设施设备和合理的操作准备。调剂场所要保持整体环境干净卫生、布置得当，场内的基本设施有饮片斗柜、调剂台、毒性药柜、包装台、贵细药柜等；常用设备包括称量、碎药、清洁和包装类工具；调剂前应进行自身仪容仪表整理、调剂物品准备和对戥操作。

第一节　中药调剂的称量工具

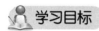 学习目标

1.能知晓戥秤的构造，并正确完成"对戥"操作。
2.能在调配不同饮片时，合理选用不同的称量工具。

【案例】

　　中药房实习生赵某，在跟师父学习"对戥"时，用左手将铊线调至"定盘星"后，右手提起后毫，之后放开左手，发现戥秤始终无法保持平衡状态。在师父指点下，正确完成"对戥"后，赵某继续进行称量练习，在遇到通草、金钱草等药物时，操作速度就明显变慢，且药物倾撒情况较为严重。

【问题1】

　　赵某前期无法成功"对戥"，最可能的原因是什么？
　　分析：在提起后毫时，戥杆表面的戥星由右向左，第一颗星为50g，而非"0"刻度的"定盘星"，所以戥秤始终无法平衡，正确做法应提前毫。

一、戥秤

　　戥秤，又称戥子，是最常见的传统型饮片称量器具，主要由戥杆、戥纽、戥盘、戥铊、戥星等部件组成，利用杠杆原理，以戥纽为支点、戥铊为力点、戥盘为重点进行称量操作。在零售药店的实际工作中戥秤以250g的规格最为常用(图2-1)。

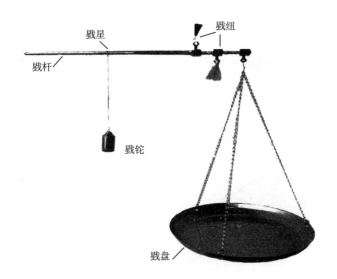

图 2-1　戥秤及其构造

1.戥秤的结构

（1）戥杆　一般用木质、金属或骨质等材料制成。戥杆应平直光滑，一端较粗，另一端较细。

（2）戥纽　戥杆粗的一端固定着两个可供手提的短线绳，称为"戥纽"，又称"毫"。戥纽有两个，靠左侧的戥纽称"里纽"（也称"前毫"或"第一毫"），用来称取较轻的药物；靠右侧的戥纽称"外纽"（也称"后毫"或"第二毫"），用来称取较重的药物。

（3）戥盘与戥铊　以金属材料制成。戥盘用来盛放中药饮片；戥铊的重量是固定的，戥秤在使用过程中要避免戥铊摔落碰损，以免影响药物称量的准确性。每个戥盘与戥铊是配套的，不可随意换用。

（4）戥星　戥杆上有两排用铅或铜嵌成的小点，用以指示所称药物的重量，称为"戥星"。以250g戥秤为例，其称量范围为1～250g，提起前毫时，戥杆内侧面的戥星从右向左，第一颗星为"定盘星"，每移动一颗星增加1g，依次类推，到杆梢为50g；提起后毫时，戥杆上表面的戥星由右向左，第一颗星为50g，每移动一颗星增加2g，依次类推，到杆梢为250g。

2.对戥操作

使用戥秤前应先对其平衡度进行确认，即"对戥"操作。具体方法为：先检查戥铊与戥盘的号码是否一致，再检查戥盘内外是否清洁、无药物残留，戥盘和戥杆之间的细绳有无缠绕、打结。以上内容确认无误后，用左手拇指、食指将戥铊绳固定在定盘星上。右手提起前毫使戥杆与双眼视线齐平，放开左手，如戥杆保持水平状态，则表示戥秤平衡度达标（图2-2）。

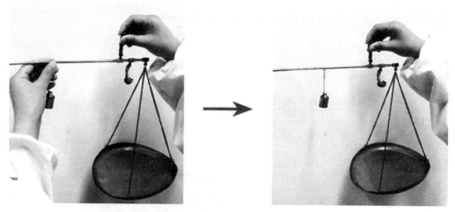

图 2-2　对戥操作

对戥时如发现戥杆杆尾（较细一端）下沉，说明戥盘偏轻或者因长时间使用出现磨损，可于戥盘底部粘贴适量纸片，以增加戥盘重量，使戥杆与戥盘恢复平衡；反之，如杆尾上翘，说明戥铊偏轻，同样可在戥铊底部粘贴适量纸片，使戥杆与戥盘恢复平衡（图2-3）。

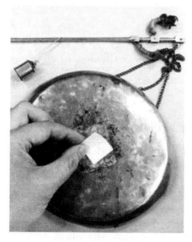

戥杆杆尾下沉，在戥盘底部粘贴适量纸片

戥杆杆尾上翘，可在戥铊底部粘贴适量纸片

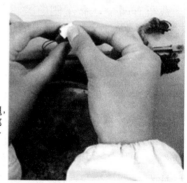

图 2-3　调整戥秤

【问题 2】

本节案例中对于赵某称量通草、金钱草时遇到的问题，可否有更为合适的称量器具替代戥秤？

分析：通草、金钱草的体积较为松泡，用戥秤称量时，限于戥盘体积，经常需要分次称量，工作效率自然较低，且容易造成药物倾撒。针对此类药物可选择电子秤进行称量，其药盘可以根据需要随意更换，减少药物倾撒的同时，有效提高称量效率。

二、电子秤

由于传统戥秤的戥盘体积较小，碰到药量大或体积松泡的品种（如葫芦壳、通草、灯心草、玉米须、竹茹、荷叶、丝瓜络、金钱草等）时需要分多次称量，既影响工作效率，也会造成药物的撒落，浪费资源。此时宜选用电子秤，其药盘的大小可根据需要任意更换，药盘上也

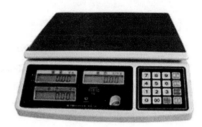

图 2-4　电子秤

没有细绳的干扰，调剂时能顺畅、快速地将饮片装入或取出药盘，从而减少损耗。除此之外，电子秤还具有反应灵敏、计量数据自动置零，减少中药调剂员因视线角度等个人操作造成的误差等优势，因此电子秤也逐渐被引用到中药饮片调剂工作中，成为常用计量工具之一（图 2-4）。

第二节　中药调剂的场所

📖 **学习目标**

1. 能知晓中药调剂室的基本设施。
2. 能知晓中药调剂时所需要的称量与捣碎工具。
3. 能知晓中药调剂前需要准备的物品。

一、中药调剂场所的要求

中药调剂室是调剂人员工作的场所，场地应配备与调剂量相对应的面积，调剂室应当宽敞明亮，地面、墙面、屋顶应平整、洁净、无污染源。由于中药贮存过程中容易出现变质，因此药房中还需配备通风、调温度、调湿度、防潮、防虫、防鼠、除尘、防积水以及清洁等设施。此外，中药饮片调剂室应有饮片斗柜、调剂台、毒性药柜、贵细药柜、包装台、冷藏柜等设备。

【案例】

　　某中药房改造，需要购进一批新的饮片斗柜，中药调剂员王某负责对药斗进行相应编排。为了保证药斗的稳定，王某将竹茹等较轻的药材安排在斗柜的上层，龙骨、赭石等安排在斗柜的下层。

【问题】

　　王某的安排是否存在不当之处？

　　分析：是。竹茹虽然质地较轻，但日常用量较大，且质地松泡，建议安排在最底层的大药斗内，方便抓取。

　　1. 饮片斗柜

　　饮片斗柜又称"百眼橱"或"百药斗"（图2-5）。主要是用来存放中药饮片，按照不同饮片的种类、性质合理存放，便于调剂，避免差错，确保用药安全。斗柜一般多为木制的多格式组合柜，可排列成"横八竖七"或"横七竖八"的形式，每个药斗中可分为2~3格，用以分装不同饮片。

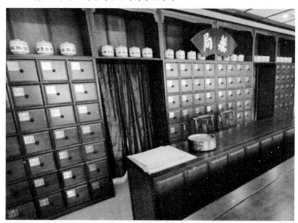

图2-5　中药饮片斗柜

　　药斗内分装饮片的编排方法称为"斗谱"。"斗谱"的编排原则根据临床用药情况可分为常用药、次常用药和不常用药，也可结合药物的性状、气味、颜色、作用等分类。一般将常用药装入最近的中层药斗；不常用药装入最远处或上层药斗；较常用药装入前两者之间；质量重的矿石类药物，如龙齿、龙骨、赭石等，宜装入下层药斗；质轻而用量大的药物，如竹茹、玉米须、荷叶等，宜装入最底层的大药斗内；有配伍禁忌的药物，如"十八反""十九畏"不允许同放一斗或邻近存放；名称相近，或外形相似，而功效相反的药物，不宜存放相邻药斗。

2. 调剂台

饮片调剂台俗称"栏框"，是饮片调配的操作台。调剂台一般高约 100cm，宽约 60cm，其长度可按调剂室大小而定。调剂台下层设有抽屉，存放常用饮片及调剂工具。药房多用双面调剂台，两侧面皆有药斗，方便调剂人员在两侧同时工作，提高工作效率。

3. 毒性药柜

毒性药柜专门用来存放毒性药品，要求做到专柜加锁、专账管理、专人负责。毒性中药的标签，以白底黑字书写，做到药品与实物相符，并在显著位置上标以毒性药品专用标识，以示区别。

4. 贵细药柜

贵细药柜专门用来存放贵细药品，每日由专人负责进行装斗、盘存。

5. 包装台

包装台是一般用于饮片包装的操作台。处方调配完成后由复核人员在包装台复核，复核无误后方可包装发药。

6. 冷藏柜

冷藏柜多用于贵重和难以保存的饮片的存储。将中药饮片包装后贮存在冷藏柜，并保持一定的温度（一般在 $2\sim10℃$），以防止饮片发霉、虫蛀、走油、变色等。

二、中药饮片的调剂工具

中药饮片的调剂工具可分为计量工具、碎药工具、清洁工具和包装工具四类。

1. 计量工具

计量工具是称量药物的衡器。在饮片调剂中最常用的是戥秤、电子秤以及电子天平等称量工具，详见本章第一节。

2. 碎药工具

（1）铜缸子　又可称为"铜冲钵"或"捣筒"，是中药调配中临时捣碎药物的工具，由铜铸成，由缸体、杵棒、缸盖三部分组成（图 2-6）。铜缸子外部光滑，内部粗糙，适用于捣碎矿物质、动物贝壳类、果实种子类等质地坚硬的饮片。

（2）小型粉碎机　医生根据患者病情需要，对一些饮片如三七、石斛、西洋参、川贝母等，要求临时加工成细粉供患者服用。一般药房都会配备小型粉碎机，操作简单，效率高。粉碎后的药物粉末细腻，损耗低。

3. 清洁工具

（1）药刷子　用于清洁装斗前药斗底部的余药、药柜的灰尘以及铜缸子内残留药物等。

（2）药筛　用于去除药材中泥沙、尘土等杂质或非药用部位，以及临时炮制时药物与辅料之间的分离。

（3）其他　中药房中还备有软布、鸡毛掸子、扫把、拖把等清洁工具。

4. 包装工具

（1）包装纸　俗称"门票"。根据配方的药量和质地选择不同规格的包装纸，纸上应印有药店名称、煎药方法等。粉末药、贵细药用两层纸包装，以免散漏。

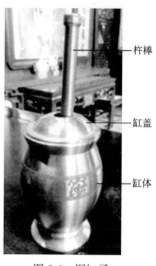

图 2-6　铜缸子

（2）包煎袋　多采用纱布或无纺布等材质，用于包煎一些细小种子、花粉、带绒毛类的药物。包煎袋材质应符合药用或食用要求（对人体无害）并有滤过功能。

（3）塑料袋　用于盛放包装好的药物，其大小根据药量选择。袋上应印有药店名称、经营范围、汤剂煎法、服法、地址、联系电话等。

（4）捆扎绳　用来捆扎药包的线绳，多为塑料绳和纸绳。捆扎时要做到捆扎牢固，整齐美观。

三、中药调剂前的物品准备

中药调剂前，调剂人员要做到衣帽整洁，双手洁净、不留长指甲；用软布擦拭桌面，清洁戥秤和铜缸子；准备好盛药盘、不同规格的包装纸、捆扎绳、剪刀；调配前对戥秤进行"对戥"，检查定盘星的平衡度是否准确（图 2-7）。

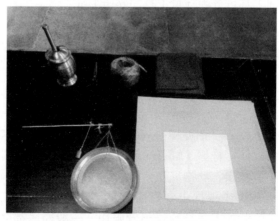

图 2-7　中药调剂前的物品准备

实训一 ▶▶ 认识戥秤、学会对戥

一、实训目标

实训内容	实训等级	实训评分标准
认识戥秤的构造；学会对戥	合格	能正确读取戥秤刻度读数；能以正确的步骤进行对戥
	良好	能准确识别戥秤各部位的名称，并正确读取刻度读数；能以正确的步骤进行对戥
	优秀	能准确识别戥秤各部位的名称，并正确读取刻度读数；能以正确的步骤进行对戥，并有效处理戥铊和戥盘不平衡的情况

二、实训案例

1. 认识戥秤

请根据下列图 2-8 中所对应的序号，详细写出戥秤的各部位名称。

序号	戥秤部位名称
A	
B	
C	
D	
E	

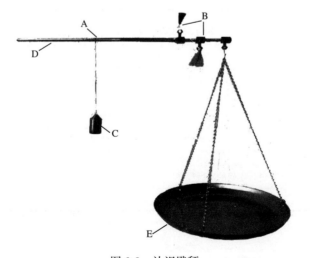

图 2-8 认识戥秤

2.学会对戥

对一个戥盘或戥铊有所磨损的戥秤进行对戥操作。

三、实训考核

1.认识戥秤

实训老师准备一把戥秤，并将戥铊固定到某个位置。实训学员在戥秤实物上指出每个部位的名称，并读取戥秤的刻度值。

2.学会对戥

实训老师准备一把戥铊或戥盘略有磨损的戥秤。实训学员根据对戥时出现的对戥不平衡的情况，进行调整操作。

实训二 ▶▶ 中药调剂前的准备工作

一、实训目标

实训内容	实训等级	实训评分标准
整理自身仪容仪表；准备调剂物品；对戥秤进行"对戥"操作	合格	能在 10 分钟内，进行自身仪容仪表整理、调剂物品准备和对戥操作，并按照评分细则（表 2-1），完成度得分≥13 分
	良好	能在 9 分钟内，进行自身仪容仪表整理、调剂物品准备和对戥操作，并按照评分细则（表 2-1），完成度得分≥14 分
	优秀	能在 8 分钟内，完成自身仪容仪表整理、调剂物品准备和对戥操作，并按照评分细则（表 2-1），完成度得分 15 分

表 2-1 中药调剂前的准备工作评分细则

项目	评分标准	分值	得分
准备工作	衣帽洁净,面部干净、不化浓妆,双手洁净、不留长指甲,佩戴口罩,工作服统一(每项 1 分)	5	
	检查戥秤、铜缸子、盛药盘等工具是否洁净,清洁调剂台(每项 1 分)	4	
	检查是否准备好不同规格的包装纸,捆扎绳是否抽出线头,剪刀是否摆好位置(每项 1 分)	3	
	对戥秤进行正确的对戥操作	3	
	合计	15	

二、实训案例

在规定时间内完成调剂前的准备工作。

三、实训考核

在规定时间内完成调剂前的准备工作。

【思考与练习】

1. 简述戥秤的构造。
2. 简述对于中药场所有哪些特殊要求。
3. 中药调剂时常用的称量工具包括哪些？
4. 简述戥秤对戥的目的。

第三章

中药处方的审核

——

中药处方审核，是确保用药安全、有效的药学服务措施，是阻断用药安全隐患最重要的一道防线，主要包括合法性、规范性和适宜性审核。在实际工作中，具备资质的审核人员除按照流程对上述内容进行全面审核外，还应重点关注用药禁忌，包括常规配伍禁忌以及特殊人群的用药禁忌，以切实保障用药安全，提高用药质量。

第一节　中药处方审核的意义和重要性

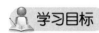 **学习目标**

1. 能知晓中药处方审核的概念和重要性。
2. 能知晓中药处方审核人员的任职资格。

一、中药处方审核的概念

中药处方是医师辨证论治的书面记录和凭证，反映了医师的辨证立法和用药要求，既是给中药调剂人员的书面通知，又是中药调剂工作的依据，还是计价、统计的凭证，具有法律意义。

中药处方审核是中药处方调配中的重要环节。《医疗机构处方审核规范》指出处方审核是指药学专业技术人员运用专业知识技能，根据相关法律法规、规章制度与技术规范等，对医师在诊疗活动中为患者开具的处方，进行合法性、规范性和适宜性审核，并做出是否统一调配发药决定的药学技术服务。

审核的处方包括纸质处方、电子处方和医疗机构病区用药医嘱单。处方经药师审核后，若被判定为合理处方，将由药师签名或盖章后进入收费和调配环节；若判为不合理处方，则由药师负责联系处方医师，请其确认或重新开具处方，并再次进入处方审核流程。

二、中药处方审核的意义和重要性

1. 确保用药安全

世界卫生组织（WHO）的一项调查显示，全球有 1/3 的患者死于不合理用药，而非疾病本身。中药在临床使用过程中出现的由于配伍不当、特殊人群误用禁忌药、疗程过长、煎煮方法不当、剂量错误、用法错误等情况，可能对患者造成直接或者潜在的危害。《处方管理办法》明确规定："药师在调剂医师处方前，应进行有效的审核干预，以确保患者用药安全。"

2. 提高用药质量

在对处方适宜性审核的过程中，不仅要确保药物的安全性，还应注重其有效性，以便尽快达到预期治疗目的，解除病痛，提高健康水平。

3. 减轻患者经济负担和相关卫生资源的消耗

2015 年 12 月，国家中医药管理局印发《关于进一步加强中药饮片处方质量管理强化合理使用的通知》，要求各地建立中药饮片处方专项点评制度，重点点评味数过多或费用过高的中药饮片处方。因此，审方人员在审方过程中也要关注是否存在无适应证用药或者无正当理由开具高价药等现象，确保药物在安全、有效的前提下，还需做到用药不滥、经济实用，最大限度地减轻患者的经济负担、降低中药材等卫生资源的消耗。

4. 降低医疗事故和医疗纠纷发生的概率

医疗事故的发生，经常会引发医疗纠纷，不但给患者、医师、药师带来许多的痛苦和不必要的经济损失，而且给医院、药品经营单位乃至全社会带来许多不必要的麻烦和经济损失。处方审核在一定程度上切实降低了医疗事故和医疗纠纷的发生概率。

三、中药处方审核人员的资质

【案例】

　　某药品零售企业，执业药师张某因故离职，暂未找到合适的替代人员，在第二天的日常营业中，面对一张中药饮片处方，调剂员小方考虑到自己已经是初级药师，且从事了 2 年的调剂工作，对处方有一定的了解，因此决定代为审核签字。

【问题】

　　小方的做法是否妥当？

　　分析：其做法不妥。鉴于处方审核的重要意义，《药品经营质量管理规范》规定，药品经营企业应当按照国家有关规定配备执业药师，负责处方审核，指导合理用药。

中药处方审核人员应对处方各项内容进行逐一审核，部分医疗机构可通过相关信息系统辅助人工开展处方审核，对信息系统筛选出的不合理处方及信息系统不能审核的部分，应当由相关人员进行人工审核。可见进行人工审核的药学技术人员其专业水平直接影响处方审核的速度和质量。以下针对药品经营企业和医疗机构的审方人员资质分别进行具体介绍。

1. 药品经营企业

《药品经营质量管理规范》规定：药品经营企业应当按照国家有关规定配备执业药师，负责处方审核，指导合理用药。

2. 医疗机构

《医疗机构处方审核规范》规定，医疗机构的处方审核人员应具有以下资质。

（1）取得药师及以上药学专业技术职务任职资格。

（2）具有 3 年及以上门急诊或病区处方调剂工作经验，接受过处方审核相应岗位的专业知识培训并考核合格。

鉴于中药处方审核的重要意义，部分企业和医疗机构在满足人员基本资质要求的基础上，还应定期开展相关学习，讨论处方审核中高频次发生的问题，通过小组讨论、共同学习、查询相关指南文献、与临床医生充分沟通等方式，以确保处方审核的合理化和同质化。

第二节　中药处方审核的内容和流程

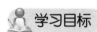 **学习目标**

1. 能准确审核处方的规范性和适宜性。
2. 能判断和正确处理不合理处方。

【案例处方】

审方人员张某于 2020 年 02 月 29 日接到如下处方一张：

××医院处方

普通门诊　　　处方编号：8888888　　门诊处方笺　　自煎

姓名：×××　性别：女　　年龄：6 个月　　费用类别：自费

联系电话：　　　　　　　联系地址：

门诊病历号：0000　就诊科室：中医内科　处方日期：2020-02-22

临床诊断及证型：脾虚食积证

脉案：食少难消，脘腹痞闷，大便溏薄，苔腻微黄，脉虚弱。

拟方：

炒白术 15g　　　茯苓 20g　　　炒三仙[各] 12g

党参 10g　　　麸山药 15g　　　肉豆蔻 6g

甘草 6g   木香 3g   砂仁 3g

陈皮 6g   酒黄连

共 7 剂   水煎服，一日 1 剂，分两次服

医生签名：   药品金额：×××.××

审方：×××   调配：×××   复核发药：×××

处方开具当日有效。特殊情况下需延长有效期的，由开具处方的医师注明，最长不得超过 3 天。

【问题】

该处方是否合理？请说明审核思路及处理意见。

分析：该方为不合理处方。因为处方前记不完整，缺少联系方式和联系地址，处方日期为一周之前，超过了处方的有效期；处方正文中"砂仁"未标脚注，酒黄连无剂量；处方后记中医生未签名。应拒绝调配，建议患者找医生重新转方后再行审核调配。

一、中药处方审核的内容

中药处方是中药调剂工作的依据，中药处方审核作为中药调剂工作的首项关键环节，应对处方的各项内容进行全面审核，包括处方合法性、规范性和适宜性审核。企业和医疗单位应当按照国家有关规定配备执业药师或依法经过资格认定的药师，负责处方审核，指导合理用药。

由于中医用药广泛、灵活多变，因此，作为一名合格的中药审方人员，在日常业务工作中不仅要熟悉医师书写笔路及用药规律，更应系统地学习中医药理论，不断积累经验，方能识别和处理处方中所出现的各种问题。审核人员接到患者处方后，应着重审核以下内容。

1. 处方规范性审核

（1）全面审核 处方的前记（日期、姓名、性别、年龄、科别、联系方式及住址、住院号及病床号、临床诊断、开具日期等）、正文（药名、剂量、帖数、用法用量等）和后记（医师签名或签章）是否清晰完整。

（2）审核处方有效期 处方一般当日有效，特殊情况下需延长有效期的，由开

具处方的医师注明有效期，但最长不超过 3 天。超过有效期的处方可要求患者重新挂号，让医生转方后重新审核调配。

（3）审核年龄　年龄必须写实足年龄，新生儿、婴幼儿写清日龄、月龄。必要时，要注明体重。

（4）审核药品种类　中药饮片要单独开具处方；开具中成药处方，每一种药品应当另起一行，每张处方不得超过 5 种药品。

（5）审核处方用量　处方一般不得超过 7 日用量；急诊处方不得超过 3 日用量；对于一些慢性病、老年病或特殊情况，处方用量可适当延长，但医师必须注明理由。

（6）审核处方权　对无处方权的医师所开处方，不予调配。

2. 用药适宜性审核

（1）处方用药与中医诊断（病名和证型）是否相符。

（2）处方是否存在药味重复、药量模糊或遗漏；有无毒性药或峻烈药超量或笔误等，如发现问题应及时与处方医师联系。

（3）处方中有无"十八反""十九畏"等配伍禁忌。若有以上情况则不予调配。若因病情需要，必须经医师重新签字后，方可调配。

（4）特殊人群如儿童、老年人、孕妇及哺乳期妇女、脏器功能不全患者是否有禁忌使用的药物。

（5）饮片的名称、炮制品选用是否正确，煎法、用法、脚注等是否完整、准确。

（6）对于处方中的缺味药，在审方时应先告知患者，并征得医生确认签字后方可调配。此外，对处方中的自备药引，也应向患者说明，说清自备的方法及用量。

二、中药处方审核的流程

审核人员接到处方后应按顺序审核相应内容，具体审核流程见图 3-1。

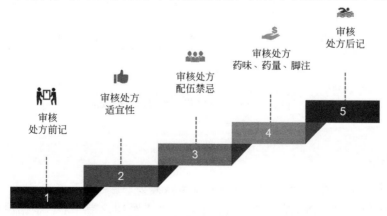

图 3-1　中药处方审核流程

三、不合理处方的处理

不合理处方包括不规范处方、用药不适宜处方及超常处方。审核人员在审核过程中应当自行判断处方的合理性，发现不合理处方后，应当拒绝调配，及时告知处方医师，请其签字确认或者重新开具处方并签字后，方可重新审核、调配。常见不合理处方举例详见表3-1。

表 3-1　常见不合理处方举例

不合理处方类别	具体情况
不规范处方	处方的前记、正文、后记内容缺项，书写不规范或者字迹难以辨认的
	医师签名、签章不规范或者与签名、签章的留样不一致的
	早产儿、新生儿、婴幼儿处方未写明体重或日龄、月龄的
	药品的剂量、规格、数量、单位等书写不规范或不清楚的
	用法、用量使用"遵医嘱""自用"等含糊不清字句的
	处方修改未签名并未注明修改日期，或药品超剂量使用未注明原因和再次签名的
	开具处方未写临床诊断或临床诊断书写不全的
	无特殊情况下，门诊处方超过 7 日用量，急诊处方超过 3 日用量，慢性病、老年病或特殊情况下需要适当延长处方用量未注明理由的
用药不适宜处方	适应证不适宜的；用法、用量不适宜的
	重复给药的；有配伍禁忌或者不良相互作用的
	选择的药品不适宜的
	药品剂型或给药途径不适宜的
	联合用药不适宜的
超常处方	无适应证用药的
	无正当理由开具高价药的
	无正当理由超说明书用药的
	无正当理由为同一患者同时开具 2 种以上药理作用机制相同药物的

第三节　中药配伍禁忌

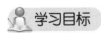 学习目标

能根据"十八反""十九畏"歌诀正确审核处方中存在的配伍禁忌。

中药配伍是中药临床应用的一大特色，是在中医理论指导下，根据治疗需要和

药物性能，有选择地将两种或两种以上的中药配合在一起应用。药物配伍应用对疗效的影响各有不同，有些配伍能减轻药物毒性、增强疗效，而有些配伍却使药物相互拮抗而降低疗效，甚至产生毒性作用或副作用等，称为配伍禁忌。因此我们要善于利用良性的配伍，同时要能正确审核和处理处方中的配伍禁忌。

【案例处方节选】

临床诊断及证型：月经不调
拟方：

当归 10g	党参 10g	黄芪 9g	落新妇 5g
葛根 30g	路路通 10g	制附子 9g	泽兰 10g
桃仁 6g	五味子 5g	川芎 6g	浙麦冬 6g
炒薏苡仁 10g	炒白术 10g	瓜蒌皮 10g	

【问题】

处方中有无配伍禁忌？
分析：有，瓜蒌皮和制附子属于配伍禁忌，犯了"十八反"。

一、常见中药配伍禁忌

中药方剂在具体用药时，需注意药物之间的相互关系，讲究配伍方法，前人总结出"七情"用药理论，即单行、相须、相使、相畏、相杀、相恶和相反，其中除"单行"外，其余均为配伍关系。在临床应用中可概括为四项：一是相须、相使的配伍关系，因协同作用而扩大其治疗范围，或增强疗效，临床配方时要充分利用；二是相畏、相杀的配伍关系，有利于减轻或消除毒性作用或副作用，在应用毒性药或剧烈药时，必须斟酌选用；三是相恶的配伍关系，能使药物功效降低或损失，属于配伍禁忌，用药时应加以注意；四是相反的配伍关系，能使一些本来单用无害的药物因相互作用而产生毒性作用或副作用，属于配伍禁忌，原则上应避免使用。

据《蜀本草》统计，《神农本草经》所载相恶药有 60 种，相反药有 18 种。至金元时期，张子和、李东垣先后将其概括为"十八反""十九畏"，并编成歌诀，广为传诵。《中国药典》也采纳了"十八反""十九畏"的大部分内容。

1.十八反

乌头类药物（川乌、草乌、附子）不宜与半夏、天花粉、瓜蒌子、瓜蒌皮、川贝母、浙贝母、伊贝母、白蔹、白及同用；甘草不宜与甘遂、芫花、大戟、海藻同用；藜芦不宜与人参、党参、丹参、南沙参、北沙参、玄参、苦参、细辛、赤芍、白芍同用。

十八反歌诀

本草明言十八反，半蒌贝蔹及攻乌，

藻戟遂芫俱战草，诸参辛芍叛藜芦。

2.十九畏

硫黄不宜与芒硝（包括玄明粉）同用；水银不宜与砒霜同用；狼毒不宜与密陀僧同用；巴豆不宜与牵牛子同用；丁香（包括丁香和母丁香）不宜与郁金同用；芒硝（包括玄明粉）不宜与三棱同用；川乌、草乌（包括附子）不宜与犀角（包括广角）同用；人参（包括各种人参与参须、参芦）不宜与五灵脂同用；官桂（包括肉桂、桂枝）不宜与石脂（包括赤、白石脂）同用。

十九畏歌诀

硫黄原是火中精，朴硝一见便相争；

水银莫与砒霜见，狼毒最怕密陀僧；

巴豆性烈最为上，偏与牵牛不顺情；

丁香莫与郁金见，牙硝难合京三棱；

川乌草乌不顺犀，人参最怕五灵脂；

官桂善能调冷气，若逢石脂便相欺；

大凡修合看顺逆，炮燔炙煿莫相依。

有研究统计了《普济方》和《全国中成药处方集》中的 67000 多个处方，其中有 782 个处方含十八反、十九畏的组对，大多用于治疗痼疾、险症。由此可见，古人所谓的"十八反""十九畏"也并非绝对，后世医家多需客观、辩证地对待某一味药能否与另一种药配伍。用药过程中到底有哪些禁忌，需要临床医生从患者的实际情况出发，立足整体和辩证来综合考虑，因人、因时、因病制宜。

二、中药配伍禁忌的重要意义

中药配伍禁忌是中药配伍理论的重要组成内容之一。一张处方由几味、十几味，甚至二三十味药配伍而成，不同的中药配伍在一起，必然会产生相互的影响。虽然中药配伍禁忌中的"十八反""十九畏"为前人总结出的经验，目前尚无确切的科学论证，但在实际工作中仍作为中药调剂时应遵守的法则。如处方中存在配伍禁忌，很有可能会影响治疗效果，甚至产生毒性而造成严重医疗事故。因此，中药配伍禁忌的继续沿用对确保临床用药安全、避免医疗事故的发生具有十分重要的作用。

第四节　特殊人群用药禁忌

📖 **学习目标**

能正确审核特殊人群用药处方。

特殊人群主要包括妊娠期和哺乳期妇女、儿童、老年人，以及肝、肾功能不全者。上述人群的脏腑、生理功能等都有其特殊性，使用中药须特殊注意，要因人而异、辨证论治、合理用药，以确保特殊人群在服用中药时安全有效，避免出现不良后果。

【案例处方节选 1】

临床诊断及证型：肝肾不足证

脉案：孕 35 天，腰膝酸软、神疲乏力、下肢浮肿，脉滑。

拟方：

桑叶 10g	桑寄生 12g	苎麻根 15g	黄芩 9g
炒白芍 10g	麸炒白术 15g	制狗脊 12g	盐续断 12g
盐杜仲 10g	生黄芪 12g	太子参 15g	熟地黄 15g
紫苏梗 5g	梅花 5g	阿胶珠 5g	橘皮 5g
炙甘草 5g	麸山药 15g	薏苡仁 12g	佩兰 10g

【问题】

处方中是否存在用药禁忌？

分析：案例中该女士已经怀孕 35 天，处方中薏苡仁属于孕妇慎用药，如因病情需要使用可让开方医生签字后再行调配。

一、妊娠期和哺乳期妇女用药禁忌

1. 妊娠期妇女用药禁忌

妊娠期用药禁忌是审方中不可忽略的重要方面。妇女妊娠期间，凡属毒剧药、破血药、行气药、逐水药、峻泻药等毒性大、作用猛烈的药物，都有可能对孕妇、胎儿造成不同程度损害，一般分为禁用药和慎用药。

（1）妊娠期禁用药　大多是毒性较强，或药性猛烈的药物。禁用的药物，绝对不能使用。《中国药典》收载的妊娠期禁用中药有：丁公藤、三棱、莪术、京大戟、土鳖虫、川乌、草乌、马钱子、马钱子粉、马兜铃、甘遂、朱砂、雄黄、水蛭、斑蝥、全蝎、蜈蚣、人工麝香、牵牛子、商陆、轻粉、红粉、洋金花、闹羊花、芫花、两头尖、阿魏、猪牙皂、千金子、千金子霜、天山雪莲、天仙子、天仙藤、巴豆、巴豆霜、黑种草子、大皂角、干漆、罂粟壳。

（2）妊娠期慎用药　大多具有通经祛瘀、行气破血功效，以及辛热、攻下、滑利等类药物。根据孕妇的患病情况，可以酌情选用，但应从严掌握，以防发生意外。《中国药典》收载的妊娠期慎用药有：三七、大黄、川牛膝、制川乌、制草乌、草乌叶、王不留行、天花粉、天南星、制天南星、天然冰片（右旋龙脑）、艾片（左旋龙脑）、冰片（合成龙脑）、人工牛黄、体外培育牛黄、牛膝、片姜黄、白附子、玄明粉、芒硝、肉桂、桂枝、华山参、桃仁、西红花、红花、芦荟、苏木、牡丹皮、没药、附子、苦楝皮、郁李仁、虎杖、乳香、卷柏、枳壳、枳实、凌霄花、益母草、通草、常山、硫黄、番泻叶、蒲黄、漏芦、禹州漏芦、赭石、薏苡仁、瞿麦、蟾酥、小驳骨、飞扬草、木鳖子、皂矾、金铁锁、禹余粮、急性子、黄蜀葵花。

2. 哺乳期妇女用药禁忌

哺乳期妇女应慎用中药。乳母在服用某些中药后，药物会通过乳汁进入新生儿体内，造成不良反应，如大黄，《中国药典》将其列为哺乳期慎用药，临床在治疗急性乳腺炎的过程中，常将其外敷使用，以降低不良反应；此外，部分具有回乳作用的中药也应避免使用，如炒麦芽、花椒等。

除单味饮片，《中国药典》还涉及14种哺乳期禁忌的中成药，其中忌用1种（止咳宝片），慎用8种（牛黄上清丸/片/胶囊/软胶囊、血脂康片/胶囊、复方川芎片/胶囊），禁用5种（天菊脑安胶囊、壮骨关节丸、克咳片、伸筋丹胶囊、活血壮筋丸）。

【案例处方节选2】

临床诊断及证型：脾胃虚弱证

脉案：患者7岁，面色不华，形体消瘦，精神不振，纳呆厌食，脘腹胀满，大便溏薄，完谷不化，舌质淡，苔白腻，脉细。

拟方：

生晒参 6g	茯苓 10g	炒白术 6g	生薏苡仁 15g
炒白扁豆 10g	炒陈皮 6g	炒二芽^各 12g	六神曲 10g
肉豆蔻 5g	炒鸡内金 6g	淮山药 10g	砂仁 3g
炙甘草 4g			

【问题】

　　该患者为 7 岁儿童，医生开具的处方用药是否合理？

　　分析：不合理。该 7 岁儿童患者为脾胃虚弱证，可对证补虚，但小儿进补宜选用药力和缓的中药，方中生晒参药力较强，宜用党参或太子参替代；另外，生薏苡仁主要长于利水渗湿，且药性偏凉，患者本身就是脾胃虚弱，宜选用药性平和且健脾作用更强的炒薏苡仁代替。

二、儿童用药禁忌

1. 慎用大苦、大辛、大寒、大热、攻伐和药性猛烈的药物

　　儿童在肌肤、脏腑、筋骨、津液等方面柔弱不足，同时新陈代谢旺盛，对药物敏感性强，因此，在治疗过程中应慎用大苦、大辛、大寒、大热、攻伐和药性猛烈的药物，以免损伤机体。如属必用，则宜少量，中病即止。

2. 不宜滥用滋补之品

　　小儿生机旺盛，宜以饮食调理，不宜滥用滋补之品，以免造成机体阴阳失衡，伤及脏腑气机，且长期服用部分含激素的滋补品，可引发性早熟。健康小儿不必进补，尤其婴幼儿更不宜随意进补。

　　临床必须调补时，首先应分清虚损的证型，对证施药。用药时可选用药力和缓的中药，如用党参、太子参替代人参；如遇虚实夹杂的证型，多以清透宣散邪气为主，再行补虚扶正；如体虚夹有湿热，常先清化湿热，再行调补。

【案例处方节选3】

　　临床诊断及证型：便秘气血亏虚证

　　脉案：患者 78 岁，便秘， 3～4 天行一次，大便不干，神疲肢倦，面色无华，头晕目眩，心悸，舌质淡苔白，脉细无力。

　　拟方：

生黄芪 15g	党参 12g	生白术 9g	当归 12g
生地黄 12g	枳壳 9g	厚朴 9g	生大黄 9g
芒硝 6g	柏子仁 10g		

【问题】

　　该患者为 78 岁老人，医生开具的处方用药是否合理？

　　分析：不合理。该 78 岁患者为气血亏虚型便秘，方中生大黄、芒硝为攻下药，适用于热结便秘，虚性便秘患者使用易损伤元气、耗散真阴、加重病情，此处应用火麻仁、郁李仁等润肠通便药代替更为稳妥。

三、老年人用药禁忌

1. 辨证论治，严格掌握适应证，避免药不对证

老年人体虚多病，病情往往复杂多变，若药物使用不当，极易导致病情急转直下。为防止滥用、错用，除了辨证需谨慎外，更应严格掌握各药的适用证型。如疮疡日久、大失血患者即使兼有表证，也应慎用解表药；表虚自汗、阴虚盗汗者，禁用发汗力较强的解表药；实热者、津血亏虚者忌用温里药等。

2. 熟悉药品，恰当选择应用，谨防联用事故

多数老年人患有心脑血管疾病等慢性病，需长期服用相关药物，其靶器官或细胞的敏感性增强，对药物的反应比年轻人强烈，特别是对中枢神经抑制药物、降糖药物、心血管系统药物反应特别敏感，不良反应增加，甚至出现药源性疾病，审方时应高度重视药物联用。如麝香保心丸里含有蟾酥，其结构和生理功能类似于地高辛，如果患者同时联用地高辛等强心苷类药物，则造成功效累加，易诱发强心苷中毒；又如，在服用降糖药的高血糖患者应谨慎使用人参、鹿茸、甘草等具有糖皮质激素样作用的中药。

3. 选择合适的用药剂量，减少毒副作用

老年人的肝肾功能多有不同程度的减退，或有合并多器官的严重疾病，因此用药一般应从"最小剂量开始"，尤其对体质较弱、病情较轻的患者切不可随意加药。

（1）部分中药的作用与用量有关，应根据病情决定用量　如甘草 1～3g 能调和药性，5～15g 能益气养心，大量服用或小剂量长期服用可能导致水肿、低血钾、血压升高等反应；大黄 1～5g 能泻下，小剂量 0.05～0.3g 反而有收敛作用，易引起便秘；苏木量小和血，量大破血。此类中药选用时，应根据病情酌情决定药量。

（2）部分慢性病患者长期服药，应注意蓄积中毒　老年人是慢性病的高发群体，多需长期服药，部分中药作用缓和，但长期服用后可能会导致蓄积中毒等不良反应。如胖大海可清热润肺、利咽开音、润肠通便，很多老年人将其作为保健饮料，但长期泡服会导致大便溏泻、饮食减少、脘腹痞闷、消瘦；又如长期服用天王补心丹、朱砂安神丸等会因蓄积而导致汞中毒。因此，慢性病患者长期服药时应注意调节药物品种，避免不良反应。

（3）老年人使用部分药物时，需酌情减量　部分滋补药在考虑对证施补的前提下，剂量也应酌情减量，如阿胶、熟地黄过于滋腻，易滞胃脘；甘草、炙黄芪甘味过重，易使人气壅中满。另外，部分苦寒、耗气、破血类药物用量均不宜过大。

4. 按需行补，杜绝滥用补药

在使用滋补药时，要严格遵照中医的辨证论治，按需行补，不需不补。虚证有阴虚、阳虚、气虚、血虚和心、肝、脾、肺、肾等不同脏虚衰之区别。阴虚宜选用清补型滋补药，如麦冬；阳虚应服用温补型滋补药，如鹿茸；肾阴虚宜服用熟地黄；心脾两虚宜服人参、当归、茯苓、白术等。此外，病性还有寒、热、虚、实之别，应辨证进补，方能达到补虚的目的。老年人选用补药应清楚自己的体质情况，属于哪一种证型，再根据补药的药性，合理选用。

四、其他特殊人群用药禁忌

1. 肾功能不全人群

肾功能不全人群用药时，应明确疾病诊断和治疗目标；坚持少而精的用药原则；定期检查肾功能，及时调整治疗方案；忌用有肾毒性的药物；注意药物相互作用，避免产生新的肾损害。表 3-2 列举了常见对肾功能有影响的中药。

表 3-2　常见对肾功能有影响的中药

中药类别	化学物质	药物举例
植物类	生物碱类	雷公藤、草乌、益母草、蓖麻子、麻黄、北豆根； 雷公藤片、雷公藤多苷片、昆明山海棠片
	其他	马兜铃酸(马兜铃、天仙藤、寻骨风)；蛋白类(巴豆)；　挥发油类(土荆芥)；皂苷类(土牛膝)、蒽醌苷类(芦荟)、其他苷类(苍耳子)； 复方丹参注射液、云南白药、葛根素注射液、茴香桔梗丸
动物类	其他	斑蝥、鱼胆、海马、蜈蚣、蜂毒； 牛黄解毒片、安宫牛黄丸、蚂蚁丸、蛔虫散
矿物类	含砷类	砒石、砒霜、雄黄、红矾； 牛黄解毒片、安宫牛黄丸、牛黄清心丸、六神丸、砒枣散
	含汞类	朱砂、升汞、轻粉、红粉； 安宫牛黄丸、牛黄清心丸、朱砂安神丸、天王补心丹、安神补脑丸、苏合香丸、人参再造丸、大活络丸

2.肝功能不全人群

肝功能不全人群用药时，应明确疾病诊断和治疗目标；坚持少而精的用药原则；定期检查肝功能，及时调整治疗方案；忌用有肝毒性的药物；注意药物相互作用，避免产生新的肝损害。表3-3列举了常见的引起肝损伤的中药。

表3-3　常见引起肝损伤的中药及其主要化学物质

中药类别	化学物质	药物举例
植物类	生物碱类	千里光、菊三七
	苷类	三七、商陆、黄药子(公认的肝毒性中药)
	毒蛋白类	苍耳子、蓖麻子、望江南子、相思豆
	多肽类	毒蕈
	萜与内脂类	黄药子、艾叶、川楝子(典型药物)
	鞣质类	五倍子、石榴皮、诃子
动物类	其他类	蜈蚣、鱼胆、蟾酥、斑蝥、猪胆
矿物类	含汞类	朱砂(硫化汞)、银朱(硫化汞)、红粉(氧化汞)、轻粉(氯化亚汞)、白降丹(氯化汞)
	含砷类	砒石、雄黄、砷石(三氧化二砷)
	含铅类	铅丹、密陀僧

实训三 ▶▶ 中药处方的审核

一、实训目标

实训内容	实训等级	实训评分标准
审核处方中的前记、正文、后记内容是否完整，脉案和正文是否相符；有无配伍禁忌、妊娠禁忌，有无重复用药、用药是否超剂量等	合格	能在15分钟内,完成2张处方审核,正确率≥90%
	良好	能在15分钟内,完成3张处方审核,正确率≥90%
	优秀	能在15分钟内,完成3张处方审核,正确率为100%

二、实训案例

处方审核解读

【案例处方】────────────────

审方人员张某于 2020 年 02 月 29 日接到如下处方一张：

××医院处方

| 普通门诊 | 处方编号：8888888 | 门诊处方笺 | 自煎 |

姓名：×××　　　性别：女　　年龄：35 岁　　费用类别：自费

联系电话：137×××2619　　　　联系地址：浙江省

门诊病历号：0000　就诊科室：中医内科　处方日期：2020-02-22

临床诊断及证型：肝郁气滞证

脉案：胁肋胀痛，食欲减少，嗳气吞酸，脉弦，苔薄腻。

拟方：

柴胡 9g	当归 10g	白芍 12g	茯苓 10g
橘皮 10g	白术 9g	郁金 9	丁香 5g
炙甘草 5g	青陈皮^各 5g		

共 7 剂　　　　　水煎服，一日 1 剂，分两次服

医生签名：×××　　　　　　　　　　药品金额：×××.××

审方：××　　　　　调配：×××　　　　复核发药：×××

处方开具当日有效。特殊情况下需延长有效期的，由开具处方的医师注明，最长不得超过 3 天。

请根据处方，填写下面的处方审核表：

内容是否完整规范	处方不是当天开具,应让医生转方;联系地址不完整;郁金缺少计量单位
配伍禁忌	丁香畏郁金
妊娠期、哺乳期禁忌	无
重复用药	陈皮与橘皮重复
超剂量	丁香超剂量

三、实训考核

审核下列处方，并填写审核意见表。

【实训处方1】

审方人员张某于 2020 年 04 月 09 日接到如下处方一张：

××医院处方

普通门诊　　　处方编号：8888888　　门诊处方笺　　自煎

姓名：×××　　性别：男　　年龄：27 岁　　费用类别：自费

联系电话：　　联系地址：×××××

门诊病历号：0000　　就诊科室：中医内科　　处方日期：2020-04-09

临床诊断及证型：感冒

脉案：发热恶风，咽喉疼痛，舌苔薄黄，脉浮数。

拟方：

金银花 9g	牛蒡子 9g	连翘 9g	淡竹叶 4g
醋芫花 10g	杏仁 9g	薄荷 3g	忍冬花 9g
桔梗 5g	生甘草 3g		

共 7 剂　　　　水煎服，一日 1 剂，分两次服

医生签名：　　　　　　　　药品金额：×××.××

审方：×××　　　调配：×××　　　复核发药：×××

处方开具当日有效。特殊情况下需延长有效期的，由开具处方的医师注明，最长不得超过 3 天。

---

1. 处方 1 审核意见表

内容是否完整规范	
配伍禁忌	
妊娠期、哺乳期禁忌	
重复用药	
超剂量	

【实训处方2】

审方人员张某于 2020 年 04 月 09 日接到如下处方一张:

×× 医院处方

普通门诊　　　　处方编号: 8888888　门诊处方笺　自煎

姓名: ×××　　性别: 男　年龄: 45 岁　费用类别: 自费

联系电话:　　　联系地址: ×××××

门诊病历号: 0000　就诊科室: 中医内科　处方日期: 2020-04-09

临床诊断及证型: 气血瘀滞证

脉案: 日前与人发生争执, 被打伤, 胸内瘀肿, 痛不可忍。

拟方:

柴胡 15g　　　瓜蒌根 9g　　　当归 9g　　　红花 6g

制附子 30g　　三棱 6g　　　酒大黄 30g　　桃仁 5g

天花粉 10g　　酒川芎 9g　　　甘草 6g

共 7 剂　　　　　水煎服, 一日 1 剂, 分两次服

医生签名:　　　　　　　　　药品金额: ×××.××

审方: ××　　　　调配: ×××　　　　复核发药: ×××

处方开具当日有效。特殊情况下需延长有效期的, 由开具处方的医师注明, 最长不得超过 3 天。

2. 处方 2 审核意见表

内容是否完整规范	
配伍禁忌	
妊娠期、哺乳期禁忌	
重复用药	
超剂量	

【实训处方3】

审方人员张某于 2020 年 04 月 17 日接到如下处方一张：

××医院处方

普通门诊　　　　处方编号：　8888888　门诊处方笺　自煎

姓名：×××　　性别：女　年龄：30 岁　费用类别：自费

联系电话：×××××　　联系地址：×××××

门诊病历号：　0000　就诊科室：中医妇科　处方日期：2020-04-10

临床诊断及证型：肝阳上亢证

脉案：近一个月小腹胀满，手心烦热，唇干口燥，舌质暗红，神疲乏力，纳差。

拟方：

吴茱萸 9g	当归 6g	白芍 6g	川芎 6g	生晒参 6g
肉桂 10g	阿胶 6g	丹皮 6g	干姜 5g	半夏 15g
麦冬 9g	丹参 15g	甘草 6g	赤石脂 15g	

共 7 剂　　　　　水煎服，一日 1 剂，分两次服

医生签名：　　　　　　　　　　药品金额：×××.××

审方：×××　　　　　调配：×××　　　复核发药：×××

处方开具当日有效。特殊情况下需延长有效期的，由开具处方的医师注明，最长不得超过 3 天。

3. 处方 3 审核意见表

内容是否完整规范	
配伍禁忌	
妊娠期、哺乳期禁忌	
重复用药	
超剂量	

【实训处方 4】

审方人员张某于 2020 年 04 月 10 日接到如下处方一张：

××医院处方

普通门诊　　　处方编号：8888888　　门诊处方笺　　自煎

姓名：×××　　性别：女　　年龄：30 岁　　费用类别：自费

联系电话：×××××　　联系地址：江苏省

门诊病历号：0000　就诊科室：中医内科　处方日期：2020-04-10

临床诊断及证型：脾虚夹滞证

脉案：患者产后 1 个月，自觉神疲乏力、没胃口，脘腹胀满，面色差，
胁下隐痛。

拟方：

炒党参 30g	白术芍 24g	茯苓 15g	炙甘草 3g
生黄芪 24g	二地^各 15g	川芎 5g	当归 10g
炒白芍 12g	广木香 6g	砂仁 5g	姜半夏 12g
炒麦芽 30g	陈皮　g	醋元胡 15g	金铃子 10g

共 7 剂　　　　　水煎服，一日 1 剂，分两次服

医生签名：×××　　　　　　　　　　药品金额：×××.××

审方：××　　　　调配：×××　　　复核发药：×××

处方开具当日有效。特殊情况下需延长有效期的，由开具处方的医师注
明，最长不得超过 3 天。

4. 处方 4 审核意见表

内容是否完整规范	
配伍禁忌	
妊娠期、哺乳期禁忌	
重复用药	
超剂量	

【实训处方 5】

审方人员张某于 2020 年 04 月 20 日接到如下处方一张：

××医院处方

普通门诊　　　处方编号：　8888888　门诊处方笺　自煎

姓名：×××　　性别：男　年龄：　　　费用类别：自费

联系电话：×××××　　联系地址：×××××

门诊病历号：　0000　就诊科室：中医内科　处方日期：2020-04-10

临床诊断及证型：脾阳虚衰证

脉案：患者自觉畏寒肢冷，大便溏薄，脘腹胀满。

拟方：

制附子 15g	干姜 10g	炙甘草 10g	肉桂 9g
茯苓 12g	炒白术 12g	天冬 10g	泽泻 30g
车前子 10g	制厚朴 15g	木瓜 15g	丹参 30g
赤白芍^各 15g	赤石脂 15g	木香 6g	车前草子^各 15g
当归 15g	葛根 15g	薏苡仁 30g	

共 7 剂　　　　　水煎服，一日 1 剂，分两次服

医生签名：　　　　　　　　　药品金额：×××.××

审方：×××　　　调配：×××　　　复核发药：×××

处方开具当日有效。特殊情况下需延长有效期的，由开具处方的医师注明，最长不得超过 3 天。

5. 处方 5 审核意见表

内容是否完整规范	
配伍禁忌	
妊娠期、哺乳期禁忌	
重复用药	
超剂量	

【实训处方6】

审方人员张某于 2020 年 04 月 13 日接到如下处方一张：

××医院处方

普通门诊　　　处方编号：8888888　门诊处方笺　自煎

姓名：×××　　性别：女　年龄：　　费用类别：自费

联系电话：×××××　　联系地址：×××××

门诊病历号：　0000　就诊科室：中医内科　处方日期：2020-04-13

临床诊断及证型：血虚血瘀证

脉案：孕 20 周，夜间走路不慎跌倒，左腿关节处红肿，屈伸不利。

拟方：

桃仁 12g	红花 9g	当归 9g	生地黄 9g	川芎 6g
赤白芍 24g	牛膝 9g	炒白芍 10g	桔梗 5g	柴胡 3g
醋甘遂 5g	枳壳 6g	甘草 3g		

共 7 剂　　　　　　水煎服，一日 1 剂，分两次服

医生签名：　　　　　　　　　　药品金额：×××.××

审方：××　　　　　调配：×××　　　　　复核发药：×××

处方开具当日有效。特殊情况下需延长有效期的，由开具处方的医师注明，最长不得超过三 3 天。

6. 处方 6 审核意见表

内容是否完整规范	
配伍禁忌	
妊娠期、哺乳期禁忌	
重复用药	
超剂量	

【实训处方 7】

审方人员张某于 2020 年 04 月 13 日接到如下处方一张：

××医院处方

普通门诊　　　处方编号：8888888　门诊处方笺　自煎

姓名：×××　　性别：女　年龄：30 岁　　费用类别：自费

联系电话：××××　　联系地址：×××××

门诊病历号：0000　就诊科室：中医内科　处方日期：2020-04-13

临床诊断及证型：痔疮、便秘

脉案：孕 30 周，大便干结，时有便血，口干严重，脘腹胀满。

拟方：

麻子仁 20g	炒白芍 10g	炒枳实 10g	大黄 20g
厚朴 10g	苦杏仁 5g	槐花 10g	地榆 1g
生地黄 10g	锦纹 20g	石斛 9g	山楂 10g

共 7 剂　　　　水煎服，一日 1 剂，分两次服

医生签名：　　　　　　　　　药品金额：×××.××

审方：××　　　调配：×××　　　复核发药：×××

处方开具当日有效。特殊情况下需延长有效期的，由开具处方的医师注明，最长不得超过 3 天。

7. 处方 7 审核意见表

内容是否完整规范	
配伍禁忌	
妊娠期、哺乳期禁忌	
重复用药	
超剂量	

【实训处方 8】

审方人员张某于 2020 年 04 月 25 日接到如下处方一张：

×× 医院处方

普通门诊　　　处方编号：　8888888　门诊处方笺　自煎

姓名：×××　性别：男　年龄：30 岁　　费用类别：自费

联系电话：× × × × ×　　联系地址：× × × × ×

门诊病历号：　0000　就诊科室：中医内科　处方日期：2020-04-14

临床诊断及证型：不寐证（肝胆湿热）

脉案：夜不安寐，大便干结，心烦易怒，口苦，舌质红苔黄，脉滑数。

拟方：

龙胆草 9g	黄芩 12g	炒山栀 12g	泽泻 15g
当归 12g	生地黄 12g	柴胡 12g	生龙牡^各 30g
生龙骨 30g	梅花 5g	郁金 10g	瓜蒌皮子^各 15g
麦冬 10g	柏子仁 15g	丁香 10g	甘草 6g

共 7 剂　　　　　水煎服，一日 1 剂，分两次服

医生签名：　　　　　　　　　　药品金额：× × ×.× ×

审方：× × ×　　　调配：× × ×　　　复核发药：× × ×

处方开具当日有效。特殊情况下需延长有效期的，由开具处方的医师注明，最长不得超过 3 天。

8. 处方 8 审核意见表

内容是否完整规范	
配伍禁忌	
妊娠期、哺乳期禁忌	
重复用药	
超剂量	

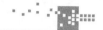 【思考与练习】

1.请简述中药处方审核人员的任职资格。

2.中药处方需要审核的内容有哪些?

3.简述十八反、十九畏的内容。

4.下列常用药物中(麻黄、桂枝、防风、连翘、黄芩、薏苡仁、益母草)哪些属于妊娠期禁忌药?

5.某男性患者,75岁,经医生诊断为表虚自汗,拟开药方中含下列药物(麻黄、桂枝、杏仁、炙甘草),可有不妥?为什么?

6.某患儿,7岁,发育迟缓,冬季来临,家长希望服用膏方调理,带患儿到医院就诊,初诊时见患儿面黄肌瘦、食欲不振、大便溏薄,医师认为暂先不宜服用膏方,拟予以汤药调理。根据初诊情况,下列哪组中药比较适宜(陈皮、半夏;党参、桂枝;当归、牛膝;白术、稻芽;白芍、砂仁)?为什么?

实训三 ▶▶ 参考答案

1.处方1解读

内容是否完整规范	联系电话遗漏;医生未签名
配伍禁忌	醋芫花反生甘草
妊娠期、哺乳期禁忌	无
重复用药	金银花与忍冬花重复用药
超剂量	醋芫花超剂量

2.处方2解读

内容是否完整规范	联系电话遗漏;医生未签名
配伍禁忌	瓜蒌根和天花粉反制附子
妊娠期、哺乳期禁忌	无
重复用药	瓜蒌根和天花粉重复用药
超剂量	制附子超剂量

3. 处方 3 解读

内容是否完整规范	该处方为旧方,需要让医生重新开具;临床诊断与用药不符;医生未签名
配伍禁忌	肉桂畏赤石脂
妊娠期、哺乳期禁忌	无
重复用药	无
超剂量	半夏、肉桂超剂量

4. 处方 4 解读

内容是否完整规范	地址不完整;陈皮缺少剂量
配伍禁忌	无
妊娠期、哺乳期禁忌	炒麦芽为哺乳期慎用药
重复用药	白术芍与炒白芍重复用药
超剂量	姜半夏超剂量

5. 处方 5 解读

内容是否完整规范	该张处方为旧方,需要让医生重新开具;患者年龄遗漏;医生未签名
配伍禁忌	肉桂畏赤石脂
妊娠期、哺乳期禁忌	无
重复用药	车前子与车前草子重复用药
超剂量	肉桂超剂量

6. 处方 6 解读

内容是否完整规范	前记中患者年龄未写明;后记中医生未签名
配伍禁忌	醋甘遂反甘草
妊娠期、哺乳期禁忌	甘遂为妊娠期禁用药;桃仁、红花、牛膝、枳壳为妊娠期慎用药
重复用药	赤白芍和炒白芍重复用药
超剂量	无

7. 处方 7 解读

内容是否完整规范	处方中地榆 1g 是否是笔误，需要跟医生确认；医生未签名
配伍禁忌	无
妊娠期、哺乳期禁忌	炒枳实、大黄为妊娠期慎用药
重复用药	大黄和锦纹重复用药
超剂量	无

8. 处方 8 解读

内容是否完整规范	该处方为旧方，需要让医生重新开具；医生未签名
配伍禁忌	丁香畏郁金
妊娠期、哺乳期禁忌	无
重复用药	生龙牡与生龙骨重复用药
超剂量	丁香超剂量

第四章

中药处方
应付

——

中药调剂工作经过不断变化和发展，迄今已成为一门内容十分丰富、专业性很强的学科。中药处方应付是中药调剂的重要环节，涉及并开药名应付、别名应付、炮制品应付及特殊处理药物应付等多方面内容，此项工作的正确与否，直接影响中药的临床疗效。

第一节　中药处方应付概念及常见问题

学习目标

1. 能知晓中药处方应付的基本概念和重要性。
2. 能知晓中药处方应付中存在的常见问题。

一、中药处方应付的概念

中药处方应付是指中药调剂人员根据医师处方的要求和传统调配习惯，选用符合现行版《中国药典》或《浙江省中药炮制规范》2015版等规定的药物进行处方调配。它为中药饮片处方用药所独有，是中医医师和药师合理用药的桥梁和纽带，是临床药学服务的一个重要组成部分。

二、中药处方应付的重要性

正确的处方应付是保证处方疗效的重要环节。在调剂过程中，一旦出现处方应付错误，非但起不到处方应有的疗效，还可能会引起毒副作用，造成严重的不良后果。因此，调剂质量对处方用药的有效性和安全性有着重要的影响。中药调剂员必须具有高度的责任感、扎实的理论基础和严谨的工作态度，在日常工作中不断学习知识、积累经验，并勤于与临床医师沟通，将处方应付和处方实付统一起来，以确保处方应付的准确性。

三、中药处方应付的常见问题

各地区在处方应付习惯上存在一定的差异，或者医生的书写习惯欠规范化，又或调剂人员基本功不扎实等，均会导致处方应付出现问题，诸如饮片品种、炮制规格、并开应付、脚注应付等方面错误。

1. 常见问题

（1）饮片品种错误　药名相似而引起品种应付错误是由于调剂人员基本功不扎实、工作经验欠缺所致。如处方书写红藤，应付大血藤，而实际操作时误付鸡血藤。大血藤清热解毒、活血通络，偏重于清热活血；鸡血藤活血舒筋、祛风通络，偏重于祛风活血。处方书写防己，应付汉防己，而实际操作误付广防己。汉防己含粉防己碱，功效为利水消肿；广防己含马兜铃酸，功效为祛风止痛，过量或长期服用可产生肾损害。处方书写五加皮，应付五加皮，而实际操作时误付香加皮。五加皮功效为祛风湿、强筋骨，无毒；香加皮功效为祛风湿、壮腰肾，有一定的毒性，过量或长期服用会出现震颤、麻痹等毒性反应。临床调剂时应根据处方给付正确的中药饮片品种，不可混淆，以免造成严重的差错事故。

（2）炮制规格错误　炮制是中药饮片的一大特色，可起到减轻药物毒性、增强疗效、扩大治疗范围、引药入经等作用。规范的处方应注明中药饮片炮制品规格，未明确注明炮制规格者应按照处方临证需要给予正确的应付规格，如处方书写川乌、草乌，应默认给付毒性较小的炮制品。此外，诸如生麦芽长于消食导滞，炒麦芽长于回乳消胀；栀子生品长于泻火解毒，炭品长于凉血止血；百部蜜炙品功效为润肺止咳，生品功效为杀虫；姜半夏长于降逆止呕，清半夏长于燥湿化痰；麸炒白术偏重于健脾和胃，土炒白术偏重于健脾止泻；酒黄连善清上焦火热，姜黄连擅清胃、和胃、止呕，萸黄连擅疏肝、和胃、止呕等。临床调剂时应根据具体的临床诊断、用药意图给予正确的应付炮制规格，以免影响疗效。

（3）并开应付错误　并开是两种或两种以上中药饮片合并书写的一种写法。如处方书写乳没，应付制乳香、制没药；处方书写二地，应付生地黄、熟地黄；处方书写二冬，应付麦冬、天冬；处方书写棱术，应付三棱、莪术；处方书写丹参皮，应付丹参、丹皮；处方书写焦三仙，应付焦麦芽、焦山楂、焦神曲；处方书写焦四仙，应付焦麦芽、焦山楂、焦神曲、焦槟榔。调剂前应仔细审方，防止造成处方调配缺味、漏味或剂量给错。

（4）脚注应付错误　毒性剧烈的中药饮片，如制川乌、制草乌等，需要长时间煎煮；质地坚硬、成分不易煎出的中药饮片，如矿物、贝壳、鳞甲类等，需打碎先煎，常见的有生赭石、生磁石、龟甲、牡蛎等；含挥发油类的中药饮片，如砂仁、豆蔻等，调配时需临时捣碎，以免过早打碎气味散失而影响疗效；芳香化湿类、有效成分易破坏的中药饮片，如薄荷、砂仁、豆蔻、钩藤等，入煎剂宜后下；细小种子类、含绒毛刺激性药物，如车前子、旋覆花、枇杷叶等，入煎剂宜包煎；贵重药材，如西洋参、羚羊角等，宜另煎，以免有效成分被复方中其他中药饮片吸附造成浪费；胶类药材，如阿胶、鹿角胶等，宜烊化，避免胶类黏附于其他中药饮片或药罐上烧焦。某些临床中医师处方书写不规范，省略脚注，或调剂人员在调剂时未严格执行脚注，将应单包的中药饮片混入复方药包之中，不仅可能影响中药疗效，甚至还可能产生不良反应。在处方调配时应注意正确执行脚注，将特殊煎法的中药饮片单独包装，并于包药纸上注明处理方法。

2. 应对措施

（1）医师培训　对临床中医师进行规范化处方书写的培训，在书写处方时严格按照《中国药典》收录的名称规范书写，《中国药典》中无规定的，按照所在地省级中药饮片处方用名规范书写。如骨碎补避免写成毛姜；益母草避免写成坤草；淫羊藿避免写成仙灵脾等。注明炮制品规格和脚注，避免调剂人员产生误解而引起中药饮片应付错误。

（2）调剂人员培训　不断加强调剂人员专业知识学习，提高业务水平。定期进行专业技能考核，要求其熟练掌握《中国药典》和炮制规范的内容。调配处方前仔细审方，调配处方后认真核对，如有疑问或发现未注明炮制品规格和脚注者，应及时与处方医师沟通，以确保处方应付的准确性。

第二节　并开药名的应付

 学习目标

1.能准确判断常见并开药名的处方应付种类和剂量。
2.能判断常见并开药物的配伍目的。

一、并开药名的概念

并开药名，又称一名多药，是将2～3种疗效基本相似或有协同作用的饮片缩写在一起而构成的药名，是中药处方中常见的一种书写形式，如二术是指白术、苍术，青陈皮是指青皮、陈皮等。

二、并开药名的处方应付

掌握并开药名的处方应付有助于对处方进行正确解读，保证配方迅速准确，且并开药物的配伍使用有助于增强对其功效的了解。如若并开药名应付错误，会造成处方错配、漏配、错量，严重影响处方的疗效。

1.应付种类

【案例处方节选1】

临床诊断及证型：脾虚食积证

脉案：食少难消，脘腹痞闷，大便溏薄，苔腻微黄，脉虚弱。

拟方：

炒白术 15g	茯苓 20g	炒三仙^各 12g	党参 10g
麸山药 15g	肉豆蔻 6g	甘草 6g	木香 3g
砂仁 3g	陈皮 6g	酒黄连 2g	

【问题】

处方中炒三仙应付的中药有哪些？其并开目的是什么？

分析：炒三仙应付炒山楂、炒麦芽、炒神曲。山楂有消食健胃、行气散瘀之功，炒山楂消食导滞作用增强；生麦芽健脾和胃、疏肝行气，炒麦芽侧重行气消食，主治食积不消、脘腹胀痛等；神曲，又名六神曲，可消食和胃、发表，炒神曲长于消食和胃，适用于食积不化、脘腹胀满、不思饮食等症。三药合用，增强健胃消食的功效。

由于各地区历史上的用药习惯有差异，从而形成了各自地区自己的处方给付规律，本节根据《浙江省中药炮制规范》2015 版，整理出常见中药并开药名的应付种类，详见表 4-1。

表 4-1　常见中药并开药名及应付

处方药名	调配应付
二冬、二门冬	天冬、麦冬
二术、苍白术	炒白术、炒苍术
二母	知母、贝母
二地、生熟地	生地黄、熟地黄
二活、羌独活	羌活、独活
二芍、赤白芍	赤芍、白芍
二皮、青陈皮	青皮、陈皮
二苓、猪茯苓	猪苓、茯苓
带皮苓	茯苓、茯苓皮
二根、芦茅根	芦根、白茅根
二仁、桃杏仁	杏仁、桃仁
桃红	桃仁、红花
二蛸	桑螵蛸、海螵蛸
二蜕	蝉蜕、蛇蜕
二决明	生石决明、决明子
二风藤	青风藤、海风藤
二乌	制川乌、制草乌
二丑	黑丑、白丑(牵牛子)

续表

处方药名	调配应付
二蒺藜、潼白蒺藜	沙苑子、白蒺藜
二胡	柴胡、前胡
二地丁	蒲公英、紫花地丁
三黄	黄芩、黄连、黄柏
四黄	黄芩、黄连、黄柏、大黄
白术芍	炒白术、炒白芍
荆防	荆芥、防风
金银花藤、忍冬花藤	金银花、忍冬藤
砂蔻仁	砂仁、蔻仁(白豆蔻)
谷麦芽	炒谷芽、炒麦芽
生熟麦芽	生麦芽、炒麦芽
生熟谷芽	生谷芽、炒谷芽
生熟稻芽	生稻芽、炒稻芽
生熟枣仁	生枣仁、炒枣仁
苓姜皮	茯苓皮、生姜皮
冬瓜皮子	冬瓜皮、冬瓜子
瓜蒌皮子	瓜蒌皮、瓜蒌子
腹皮子	大腹皮、槟榔
乳没	制乳香、制没药
知柏	知母、黄柏
盐知柏	盐知母、盐黄柏
棱术	三棱、莪术
生熟薏米	生薏米、炒薏米
生炒蒲黄	生蒲黄、炒蒲黄
生龙牡、龙牡	龙骨、牡蛎
煅龙牡	煅龙骨、煅牡蛎
炒三仙	炒神曲、炒麦芽、炒山楂
焦三仙	焦神曲、焦麦芽、焦山楂
焦四仙	焦神曲、焦麦芽、焦山楂、焦槟榔
全紫苏	紫苏子、紫苏梗、紫苏叶
苏子叶	紫苏子、紫苏叶

续表

处方药名	调配应付
藿苏梗	藿香、紫苏梗
藿佩兰	藿香、佩兰
全藿香	藿香叶、藿香梗
全荆芥	荆芥、荆芥穗
青陈皮	青皮、陈皮
荷叶梗	荷叶、荷梗

2. 应付剂量

【案例处方节选 2】

证型：风寒感冒挟湿兼气虚证

脉案：头痛，四肢酸痛，鼻塞咳嗽，舌质淡苔白，脉浮、按之无力。

拟方：

党参 9g	二活 30g[①]	枳壳 6g	桔梗 5g	薄荷[后下] 3g
茯苓 12g	二胡[各] 10g[②]	川芎 9g	甘草 6g	生姜 2 片

【问题】

处方中标注①和②的并开药，其剂量应如何给付？

分析：①处方"二活 30g"，应付羌活 15g、独活 15g。羌活与独活辛温发散，羌活长于祛上半身湿邪，独活长于祛下半身湿邪，两药并用通治一身上下之风寒湿邪。

②处方"二胡[各] 10g"，应付柴胡 10g、前胡 10g。柴胡疏散风热，主上；前胡降气化痰，主下。两药并用一升一降用于治疗寒热错杂之证兼有咳逆上气、胸闷者。

处方中并开药的剂量一般有两种标示方式，分别是标示总剂量和标示各药分剂量，调配时应注意区分。

（1）标示总剂量　如果在并开药名后直接写剂量，该剂量表示并开药的总剂量，各单味药的剂量为总剂量的平均值。如生熟地 30g，表示生地黄和熟地黄总量是 30g，二药剂量均分，调配时付生地黄 15g、熟地黄 15g；焦三仙 30g，表示焦山楂、焦麦芽、焦神曲三药的总量是 30g，三药剂量均分，调配时付焦山楂 10g、焦麦芽 10g、焦神曲 10g。

（2）标示各药分剂量　如果在剂量前，并开药名的右上角加"各"字，该剂量表示并开药中各药的剂量。如二术^各 10g，调配时付白术 10g、苍术 10g；生熟地^各 30g，调配时付生地黄 30g、熟地黄 30g。

第三节　中药处方中常见药物别名的应付

📖 **学习目标**

1. 能知晓常见药物别名的含义。
2. 能掌握常见药物的别名及正确应付。

一、中药处方中药物别名的含义

中药的名称以现行版《中国药典》或《浙江省中药炮制规范》所载的名称为正名。别名指除正名外，还有一至几个名称，也有些地区称为"通用名称""常用名""习用名"等，有另立名称之意。由于地区或医师处方习惯不同，还有另写简化名和简别字名（如枝子、牛夕、贝也、夕利等），都属于别名范畴。如"牛蒡子"有大力子、鼠粘子等别名；"金银花"有忍冬花、二宝花、双花等别名；"浙贝母"写为象贝、大贝、浙贝等别名；"黄芩"写为淡芩、子芩、条芩、枯芩等别名。中药的别名繁多，如果不了解中药的别名，在调配处方时，就会感到难以配付，因此中药调剂员掌握常用中药的别名至关重要。

二、中药处方中常见药物的别名及其应付

【案例处方节选】

临床诊断及证型：慢性胃炎
拟方：

苏梗 12g	山药 15g	黄芩 12g	蒲公英 15g
徐长卿 15g	砂仁 6g	沉香曲 9g	麸炒枳壳 10g
川朴 10g	虎杖 15g	蜜蜂房 6g	太子参 15g
炒白术 12g	八月札 12g	梅花 6g	

【问题】

该处方中出现了哪些中药别名？

分析：处方中苏梗为中药别名，应付紫苏梗；川朴为中药别名，应付厚朴；八月札为中药别名，应付预知子。

各地区历史上的用药习惯和处方给付规律存在一定差异，本节主要结合《浙江省中药炮制规范》2015版和浙江地区的处方给付习惯，整理出常见药物别名的应付种类，详见表4-2。

表4-2　中药处方中常见药物的别名及其应付

应付正名	别名
解表药	
麻黄	草麻黄、麻黄咀、麻黄草
桂枝	川桂、枝桂、枝尖、桂枝木、桂木、柳桂、嫩桂枝
生姜	姜
羌活	川羌活、西羌活
荆芥	荆芥穗、芥穗、假苏
辛夷	辛夷花、木笔花、毛笔头、望春花、毛辛夷
细辛	北细辛、辽细辛
藁本	香藁本
白芷	香白芷、杭白芷、川白芷
香薷	香茹、白花香薷、青香薷
紫苏叶	苏叶
紫苏梗	苏梗、紫苏杆
牛蒡子	大力子、鼠粘子、牛子、恶实、大牛子、黑风子
薄荷	鸡苏、苏薄荷、卜荷
桑叶	冬桑叶、霜桑叶、双叶
菊花	怀菊、杭菊、滁菊、贡菊、亳菊
葛根	野葛根、甘葛
升麻	绿升麻、黑升麻、空升麻
柴胡	柴草、北柴胡、软柴胡
蝉蜕	蝉衣、枯蝉、虫退、蝉壳
蔓荆子	万京子、荆子、万金子、蔓青子
浮萍	水萍、浮萍草、田萍
清热药	
石膏	石羔、软石膏、白虎

续表

应付正名	别名
知母	知母肉、肥知母
栀子	山枝、枝子、红栀子、栀子仁、苏栀子、江栀子
芦根	苇根、芦茅根
夏枯草	夏枯球、夏枯花
天花粉	花粉、瓜蒌根、栝楼根
黄连	王连、支连、川连、云连、雅连
黄柏	川柏
黄芩	子芩、条芩、元芩、淡黄芩
龙胆	龙胆草
十大功劳	功劳
秦皮	北秦皮、苦秦皮
金银花	双花、忍冬花、银花、二花
连翘	连翘壳、连召
贯众	贯仲
重楼	七叶一枝花、蚤休
大青叶	大青、青叶
穿心莲	一见喜、四方草
紫花地丁	地丁、地丁草
蒲公英	黄花地丁
白鲜皮	北鲜皮
金荞麦	野荞麦根、金锁银开
香茶菜	铁菱角、菱角三七
白蔹	白蔹根
败酱草	败酱
土茯苓	仙遗粮、土苓、奇粮
杠板归	河白草
白头翁	白头公
铁苋菜	血见愁
千里光	九里明
葎草	拉拉藤
鬼针草	引线包、一包针
板蓝根	蓝靛根、靛根
鸦胆子	苦参子、鸦蛋子、鸭胆子

续表

应付正名	别名
忍冬藤	金银藤
地黄	生地、鲜生地、干地黄、大生地、小生地
玄参	元参、乌玄参
牡丹皮	粉丹皮、牡丹根皮、丹皮、丹根
赤芍	红芍药、京赤芍
紫草	紫草根
白薇	香白薇
胡黄连	胡连
谷精草	谷精珠
木贼	木贼草
地骨皮	骨皮、枸杞根皮
温里药	
附子	黑附片、制附片
川乌	川乌头、乌头
草乌	草乌头
干姜	均姜、白姜
吴茱萸	吴萸、吴于、吴芋、左力
花椒	蜀椒、川椒、点椒、南椒
丁香	公丁香
小茴香	茴香、谷茴、小香
胡椒	白胡椒、浮椒、玉椒、古月、白大川
八角茴香	大茴香
肉桂	紫桂、上肉桂
泻下药	
番泻叶	泻叶
大黄	川军、锦纹、将军、生军
芒硝	朴硝、皮硝
火麻仁	大麻仁、麻仁、麻子仁、火麻子
大戟	京大戟
牵牛子	黑丑、白丑、二丑、丑牛子
千金子	续随子
祛湿药	
茯苓	云苓
白术	於术、冬术

续表

应付正名	别名
泽泻	水泽
薏苡仁	苡仁、米仁、薏仁米
赤小豆	红豆、朱赤豆、朱小豆
滑石	滑石粉、飞滑石
通草	白通草
灯心草	灯心、灯草
瞿麦	瞿麦穗、巨麦
茵陈	茵陈蒿、绵茵陈
地耳草	田基黄
生姜皮	姜皮、生姜衣
广藿香	藿香
佩兰	兰草、省头草
砂仁	缩砂仁、春砂仁、阳春砂、西砂仁
苍术	茅术
草豆蔻	草蔻、草叩
白豆蔻	白蔻仁、白蔻
草果	草果仁、草果子
威灵仙	灵仙、铁脚威灵仙
蚕砂	晚蚕砂
槲寄生	寄生
狗脊	金毛狗脊、扶筋
续断	川续断、六汗、川断
骨碎补	毛姜、猴姜、申姜
木瓜	宣木瓜
化痰止咳平喘药	
芥子	白芥子、黄芥子
旋覆花	全福花、复花
胆南星	胆星
浙贝母	象贝、大贝、贝母
瓜蒌	栝楼、地楼
瓜蒌子	栝楼子、瓜蒌仁
天竺黄	竹黄
海浮石	浮海石
胖大海	安南子、大海、大海子

续表

应付正名	别名
蛤壳	海蛤壳
筋骨草	白毛夏枯草
苦杏仁	杏仁
紫苏子	苏子、黑苏子
款冬花	冬花
桑白皮	桑皮、桑根白皮、白桑皮
马兜铃	马兜苓、兜铃
矮地茶	平地木、老勿大、紫金牛
洋金花	曼陀罗
理气药	
陈皮	橘皮、桔皮、广皮、新会皮
木香	广木香、川木香、云木香
枳实	江枳实、川枳实、只实
厚朴	川朴
香附	莎草根、香附子
佛手	佛手片、佛手柑
大腹皮	腹毛、腹皮、槟榔皮
檀香	白檀香
薤白	野蒜、薤白头、野白头
枳壳	江枳壳、川枳壳、只壳
川楝子	金铃子、苦楝子
橘核	橘子核、桔核
荔枝核	荔仁、大荔枝、荔核
乌药	台乌药
活血药	
川芎	芎穷、抚芎
丹参	赤参、紫丹参、赤丹参
桃仁	桃仁泥、光桃仁、单桃仁
西红花	藏红花、番红花
益母草	坤草
茺蔚子	三角胡麻、小胡麻、益母草子
牛膝	怀牛膝、淮牛膝
路路通	枫香果、九孔子
郁金	玉金、广郁金

续表

应付正名	别名
薜荔果	鬼球、鬼馒头、木莲果
延胡索	玄胡、元胡、延胡、玄胡索
白芍	杭白芍
三棱	荆三棱、光三棱、京三棱
莪术	蓬莪术、文术、蓬术
王不留行	留行子
月季花	月月红
水蛭	马蛭、马蟥
血余炭	血余、人发
紫珠叶	紫珠草
三七	田三七、田漆、田七、参三七、山漆、金不换、血参
茜草	茜草根
侧柏叶	柏叶、丛柏叶、侧柏
白茅根	茅根、茅草根
伏龙肝	灶心土
仙鹤草	龙芽草
土鳖虫	地鳖虫、土元、蟅虫
大血藤	红藤、血藤、活血藤
卷柏	九死还魂草
芳香开窍药	
人工麝香	元寸、当门子、寸香
人工牛黄	西黄、犀黄
石菖蒲	菖蒲
安神药	
朱砂	辰砂、飞辰砂
酸枣仁	枣仁、酸枣核、早仁
首乌藤	夜交藤
平肝息风药	
天麻	定风草、明天麻
僵蚕	白僵蚕、天虫、僵虫
蒺藜	白蒺藜、刺蒺藜
赭石	代赭石、钉赭石
全蝎	全虫、蝎尾、淡全虫、蝎子
地龙	蚯蚓、土龙

续表

应付正名	别名
莱菔子	萝卜子
驱虫药	
使君子	史君子
槟榔	海南子、花槟榔、大腹子

第四节　中药处方中常用炮制品的应付

学习目标

1. 能知晓中药炮制的基本概念。
2. 能知晓常见的中药炮制方法和作用。
3. 能准确判断出中药处方中的炮制品及其应付。

一、中药炮制的概念

中药炮制是以中医药理论为指导，根据临床应用的需要和药物本身性质，以及调剂、制剂等不同要求，对药物进行加工。炮制使中药的某些化学成分发生变化，其作用趋向、归经等也会相应发生改变，从而能增强药物的功效、降低或消除毒副作用、改变药性、扩大应用范围等。

二、常见的中药炮制方法和作用

1. 净制法

净制法是指在中药材切制、炮制或调配、制剂前对原药材进行净化的方法。其目的是除去泥沙、尘土、杂质、虫蛀品、杂草和非药用部位等，使药材纯净。净制的方法包括挑选、风选、水选、筛选、剪、切、刮、刷、撞、碾以及泡洗等。

2. 切制法

切制法是将净选后的药材进行软化后，切制成一定规格的丝、片、段、块的方法。切制后的药材应及时干燥，以保证药材的质量。不宜切制的药材，一般应粉碎后使用。切制药材的目的是为了能使药物有效成分易于溶出，便于炮制、干燥、贮藏以及调剂时的准确称量。

3. 水制法

水制法是用水或其他液体辅料对药材进行处理的方法。目的是对药材进行清洁、除去杂质、软化、便于切制等。常用的方法有洗、淋、泡、润、漂、水飞等。

4. 炒制法

炒制法是将净选或切制后的药物置热锅内，以不同的火力进行加热，并且不断翻炒至一定程度的方法。分为清炒法与加辅料炒法。清炒法，可按火力分为炒黄、炒焦、炒炭；加辅料炒法是指加固体辅料与药材同炒的方法，根据固体辅料不同，可以分为米炒、麸炒、砂炒、土炒、蛤粉炒、滑石粉炒。

（1）清炒法

① 炒黄　用文火将药物炒至表面微黄或比原色稍深，且能嗅到药物固有气味为度。常见炒黄药物如王不留行、莱菔子、瓜蒌子、牛蒡子、紫苏子、火麻仁、郁李仁、酸枣仁、牵牛子、芥子等。炒黄的目的是使药物易于粉碎、煎出有效成分、缓和药性、降低毒性。

② 炒焦　在热锅内置入净制或切制后的药物，用中火加热，持续翻转，炒至药物表面焦褐色，并且有焦香气味为止。常见炒焦药物如栀子、山楂、川楝子、麦芽、槟榔等。炒焦的目的是缓和药物的药性、增强药物消食止泻的功效。

③ 炒炭　将药物置于热锅内，用武火或中火加热，持续翻转，炒至药物表面呈焦黑色、内部焦黄或焦褐色为止。常见炒炭药物如藕节、地榆、茜草、黄柏、侧柏叶、艾叶、荆芥、蒲黄、贯众、乌梅等。炒炭的目的是增强药物的功效或产生止血作用。

（2）加辅料炒法

① 米炒　将锅烧热，放入米，炒至锅内起烟时，倒入药物共同拌炒，炒至药物表面呈焦黄色或焦褐色、药物挂火色时，取出筛去米即可。常见米炒药物如党参、红娘子等。米炒的目的是增强药物健脾止泻作用、降低毒性、矫正不良气味。

② 麸炒　将锅用武火烧热，投入麦麸，炒至锅内起烟时，倒入药物共同拌炒，控制火力大小，炒至药物表面呈米黄色或深黄色时，取出筛去麸皮即可。常见麸炒药物如白术、苍术、枳壳、枳实、山药等。麸炒的目的是增加药物健脾作用、缓和药性、矫味矫臭。

③ 砂炒　在锅内投入处理好的河砂，用武火炒至呈滑利状态后，在锅内倒入药物，持续翻转，炒至药物质地酥脆或鼓起、表面呈黄色或原色加深时，取出筛去砂，放凉或趁热投入醋中浸淬，取出干燥即可。常见砂炒药物如鳖甲、龟板、鸡内金、骨碎补等。砂炒的目的是使药物便于粉碎或煎煮、降低毒性、矫味矫臭等。

④ 土炒　在锅内投入灶心土，用武火加热至呈滑利状态后，在锅内倒入药物共同拌炒，炒至药物表面均匀挂上一层土粉，并嗅到气味时，取出筛去土即可。常见土炒药物如山药、白术、扁豆等。土炒的目的是增强药物温中补脾、止呕止泻作用。

⑤ 蛤粉炒　在锅内投入经过研细过筛后的蛤壳粉，用中火炒至呈滑利状态，倒入药物，持续翻转，炒至药物鼓起、内部疏松，取出筛去蛤粉即可。常见蛤粉炒药物如阿胶等。蛤粉炒的目的是增强药物的清热化痰作用，促使药物质地酥脆，便于调剂，并且可降低药物的滞腻之性，矫正不良气味。

⑥ 滑石粉炒 在锅内投入滑石粉，加热炒至呈滑利状态，倒入药物，持续翻转，炒至药物质地松泡酥脆、颜色加深时，取出筛去滑石粉即可，常见滑石粉炒药物如水蛭、鱼鳔胶等。滑石粉炒的目的是使药物质地酥脆，便于粉碎与煎煮，降低药物的毒性，矫臭矫味。

5. 炙法

炙法是将药物用液体辅料进行拌炒，使辅料逐渐渗入药物组织内部的一种炮制方法。其目的是增强药物疗效、减轻副作用。液体辅料一般可以分为酒、醋、盐、姜、蜂蜜、油等。一般酒炙药物能改变药性、引药上行、增强活血通络作用、矫臭矫味，如酒炙当归、酒炙川芎、酒炙大黄、酒炙白芍、酒炙蕲蛇等。醋炙药物能引药入肝、增强活血止痛作用、降低毒性、减轻副作用、矫臭矫味，如醋炙延胡索、醋炙三棱、醋炙乳香、醋炙甘遂、醋炙五灵脂等。盐炙药物能引药下行、增强滋阴降火的作用、如盐炙知母、盐炙黄柏、盐炙杜仲、盐炙车前子、盐炙巴戟天等。姜炙药物能制其寒性、增强和胃止呕作用、增强药物疗效、缓和药物毒副作用，如姜炙半夏、姜炙竹茹等。蜜炙药物能增强药物润肺止咳、补脾益气的作用、缓和药性、消除毒副作用、矫味矫臭，如蜜炙黄芪、蜜炙百合、蜜炙百部、蜜炙甘草、蜜炙款冬花等。油炙药物能增强药物的温肾助阳的作用、利于粉碎与调剂，如油炙蛤蚧、油炙淫羊藿等。

6. 煅法

煅法是将药物直接放于无烟炉火中或适当的耐火容器内进行煅烧的方法。其目的是使药物经过煅制后质地酥脆、易于粉碎、便于有效成分溶出。煅法可以分为明煅、煅淬和扣锅煅（闷煅）三种。明煅是将药物砸成小块，置于无烟炉火中或适宜的容器内煅至酥脆或红透时取出，放凉，碾碎，如煅龙骨、煅牡蛎、煅石膏、煅石决明、煅花蕊石等；煅淬是药物在明煅法基础上燃烧至红透，趁热将药物投入一定量的淬液或冷水中，骤然冷却，达到酥脆为止，如煅赭石、煅磁石、煅自然铜等；扣锅煅是将药物置于锅中，上盖一较小的锅，两锅结合处用泥封住，盖锅上压上重物，以防锅内气体膨胀而冲开锅盖，待泥稍干后，加热燃烧至炭为止，如血余炭、棕榈炭等。

7. 水飞法

水飞法是将药物与水共研，借助药物在水中的沉降性质分取极细粉末的方法。其目的是使药物更加细腻和纯净，便于内服与外用，并防止药物在研磨时飞扬。常用于矿物类、贝甲类药物的制粉，如朱砂、炉甘石、滑石、雄黄等。

三、中药处方中常见炮制品及其应付

由于各地区用药习惯和炮制方法的不同，炮制品处方应付也存在地方性差异。

本文根据《浙江省中药炮制规范》2015版和浙江地区用药习惯，整理出中药处方中常见炮制品的应付种类。

1. 写药名付生品，写生品付生品

如黄芪、党参、川芎、赤芍、大黄、山药、天冬、木香、升麻、丹参、甘草、当归、知母、黄芩、黄连、大枣、栀子、枸杞子、薏苡仁、牡丹皮、石决明、白扁豆、决明子、马兜铃等。

2. 写药名付炮制品，写炮制品付炮制品

写药名付炮制品的药物详见表4-3。

表4-3 写药名付炮制品的药物

应付炮制品种类	药物
写药名付麸炒品	苍术、白术、僵蚕、青皮、枳实、枳壳等
写药名付滑石粉制品	水蛭等
写药名付砂烫制品	鳖甲、龟板、骨碎补、狗脊等
写药名付蛤粉烫制品	阿胶珠等
写药名付蜜制品	款冬花等
写药名付盐制品	杜仲、补骨脂、胡芦巴、益智仁等
写药名付醋制品	延胡索、乳香、没药、香附、大戟、芫花、甘遂等
写药名付酒制品	肉苁蓉、黄精、女贞子、乌梢蛇、蕲蛇、地龙等
写药名付姜制品	厚朴、半夏等
写药名付煅制品	自然铜、瓦楞子、磁石、赭石、阳起石、青礞石、炉甘石等
写药名付炭制品	侧柏叶、地榆、血余炭、棕榈等
写药名付清炒品	蔓荆子、酸枣仁、芥子、牛蒡子、苍耳子、草果、王不留行、槐花、莱菔子、紫苏子、牵牛子、稻芽、麦芽、车前子、山楂等
写药名付炮制品	天南星、甘遂、川乌、草乌、附子、白附子、何首乌、远志、巴戟天、乳香、没药、吴茱萸等

第五节 中药处方中特殊处理的药物

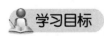 学习目标

能正确区分和处理各种特殊处理的药物。

　　为最大限度地发挥药物的治疗效果，医师开具处方时会对部分药物加以特殊脚注处理，用以说明药物的炮制、煎煮、服用方法，如捣碎、先煎、冲服等。中药调剂人员应严格按照脚注说明，将特殊处理药物单独分包后再与群药同包，并在发药时详细向患者作特殊交代。在临床调剂工作中，也有部分医师为简化处方，未对相关药物加以脚注说明，调配时则应按照应付常规进行调配。

一、先煎

　　先煎是指将相应饮片先行煎煮一段时间后，再与用水浸泡过的其他药物合并煎煮。通过延长煎煮时间，使药物的难溶性成分充分煎出，或将部分毒性成分分解破坏，起到减轻毒性的作用。需要先煎的饮片有以下几类。

　　（1）矿物类、贝壳类、动物角甲类饮片　此类药材质地坚硬且有效成分不易被煎出，如生石膏、生磁石、生赭石、生紫石英、生紫贝齿、寒水石、生自然铜、生龙骨、生龙齿、生瓦楞子、生石决明、生牡蛎、生珍珠母、生蛤壳、生龟甲、生鳖甲、生水牛角、生鹿角等，先煎可以增加其有效成分的溶出。

　　（2）含毒性成分的饮片　如川乌、草乌、蛇六谷、雷公藤等，先煎、久煎能降低毒性。

二、后下

　　后下是指将相应饮片在其他群药煎好前5～10分钟入煎，通过缩短煎煮时间，减少药物成分的散失。需要后下的饮片有以下几类。

　　（1）气味芳香、含挥发性成分的饮片　如薄荷、砂仁、豆蔻、降香、沉香、伽南香、肉桂、鱼腥草等。

　　（2）久煎后有效成分易被破坏的饮片　如钩藤、大黄、徐长卿等。

三、包煎

　　包煎是把相应饮片装在纱布等材料制成的袋中，扎紧袋口后与其他药物同煎。需要包煎的饮片有以下几类。

　　（1）含黏液质较多的饮片　如葶苈子、车前子等，包煎后可避免在煎煮过程中糊锅粘底。

　　（2）富含绒毛的饮片　如旋覆花、金沸草、枇杷叶等，包煎后可避免绒毛滤入煎液后刺激咽喉引起咳嗽。

　　（3）花粉和体轻易漂浮的药材　如滑石粉、六一粉、黛蛤粉、失笑粉、青黛、蒲黄、海金沙、秫米、赤石脂、夜明砂、蚕砂、望月砂等，宜包煎，以免因药物漂浮而影响有效成分的煎出。

　　（4）其他　方儿茶、百药煎、沉香曲等。

四、烊化、研粉冲服

1. 烊化

烊化（溶化）是指将相应饮片用煎好的药液加热溶化，或用热水溶化后与药液同服，以免药物因煎液黏稠而结底糊化或影响其他药物成分的溶出。主要适用于胶类、膏滋类、糖类或无机盐类药物，如阿胶、龟板胶、鹿角胶、龟鹿二仙胶、枇杷叶膏、饴糖、蜂蜜、芒硝、玄明粉等。

2. 研粉冲服

研粉冲服是指将相关饮片先研磨成粉末再用群药的煎液冲服，以免因与其他药物共煎而导致其成分被药渣吸附而影响药效。主要适用于用量少的、贵重的中药，如羚羊角、蕲蛇、珍珠、沉香、三七、琥珀、鹿茸等。

五、单煎、另煎和兑服

单煎、另煎是指将相应饮片单独另煎取汁后，再将药渣并入其他群药合煎。单煎药液可以单独服用，也可与其他煎液混匀后服用。其目的是使另煎饮片的有效成分充分溶出，并减少其成分被其他药渣吸附引起的损失。主要适用于贵细饮片，如人参、西洋参、西红花、羚羊角、鹿茸等。

液体中药放置其他药液中煎煮，往往会影响其成分，可将其兑入其他煎好的药液中服用，称为兑服，包括将另煎好的药液兑入其他煎液中，称为"另煎兑服"，也包括"生汁兑入"，即将鲜品药材榨汁去渣，兑入煎好的药液中服用。常见品种有鲜生地汁、梨汁、鲜竹沥、生姜汁、鲜藕汁、白茅根汁等。

六、煎汤代水

煎汤代水，是指将相应药物先煎一段时间后，去渣取汁，再与其他药物同煎。需要煎汤代水使用的药物有两类。

（1）质地松泡、轻浮、用量较大的药物 如葫芦壳、丝瓜络、玉米须、通草、糯稻根等。

（2）含有泥土物质的药物 如伏龙肝。

七、捣碎

捣碎是指对质地坚硬的动物类、矿物类及果实种子类等不便于有效成分煎出的中药，均应捣成一定的碎度后入药。

（1）需预先加工碾串（碎）备用的药物 如石燕、生牡蛎、生龙骨、生龙齿、鹅管石、生花蕊石、阳起石、阴起石、秋石、石蟹、生寒水石、滑石块、生紫贝齿、生紫石英、白海巴、生瓦楞子、禹余粮、生扁豆、牵牛子、山慈菇、木腰子、鹅枳实、娑罗子、青皮子、海螵蛸、鱼枕骨、龟甲、鳖甲、川楝子、决明子、光慈姑、皂角子、干青果、茯苓块、生石决明、生石膏、生磁石、生赭石等。

（2）需临时捣碎的药物　如肉豆蔻、红豆蔻、白豆蔻、阳春砂、大风子、生山楂、荔枝核、薏仁、桃仁、郁李仁、苦杏仁、蓖麻子、木鳖子、莱菔子、草果仁、没食子、瓜蒌子、紫苏子、刀豆子、牛蒡子、冬瓜子、五倍子、胡麻子、芥子、丁香、母丁香、石莲子、使君子、预知子、土贝母、延胡索、赤小豆、酸枣仁、草豆蔻、干白果、整沉香、橘核、半夏、块琥珀等。

实训四 ▶▶ 中药处方的正确应付

一、实训目标

实训内容	实训等级	实训评分标准
对处方中的正别名、并开药名、炮制品及需要特殊处理的药物能正确识别和给付	合格	能在15分钟内，完成3张电子处方中需要判断应付的药味，写出应给付的品种及剂量，正确率≥90%
	良好	能在15分钟内，完成3张电子处方中需要判断应付的药味，写出应给付的品种及剂量，正确率为100%
	优秀	能在15分钟内，完成1张手写处方及3张电子处方中应付药味的给付品种及剂量，正确率为100%

二、实训案例

1. 电子处方应付解读

【案例处方节选】

临床诊断及证型：脾胃不和证、气血两虚证

拟方：

炒党参 30g	白术 12g	茯苓 15g	炙甘草 3g
黄芪 24g	二地各 15g	酒当归 10g	川芎 5g
炒白芍 12g	广木香 6g	砂仁 5g	姜半夏 12g
陈皮 6g	醋元胡 15g	金铃子 10g	

请根据处方，填写下面的处方应付表：

别名应付	并开药名应付	炮制品应付	特殊处理
① 广木香 6g,应付木香 6g ② 金铃子 10g,应付川楝子 10g	二地各 15g,应付生地黄 15g、熟地黄 15g	白术 12g,应付麸炒白术 12g	砂仁需后下

注：炮制品专指处方中没有写明炮制方法，但按照应付常规需要付炮制品的药味。

2.手写处方应付解读

虽然目前中药处方已经逐步被电子处方所替代，但日常工作中，还是经常能收到医生手写的中药处方。传统的中药手写处方有以下特点。

（1）与电子处方相比，手写处方往往更能凸显处方"君、臣、佐、使"的顺序；

（2）医生根据自己的开方习惯，会更多地使用别名、简化字等；

（3）有些医生对药味的特殊处理会有特别的标志，如在药味的上方打"√"表示炒制品等；

（4）医生书写习惯不同，手写处方的字体也各不相同，需要中药调剂员下功夫，多看、多问，才能准确配方；

（5）有些中医名家本身也有书法方面的造诣，他的手写方通常还具有收藏价值。

解读下列手写处方，将处方中的药味应付逐一填写在下面表格中。

应付		
赤小豆 15g	丹参 9g	玄参 9g
天冬 9g、麦冬 9g	制远志 9g	石菖蒲 6g
茯神 12g	胆南星 6g	珍珠母 12g
龙齿 9g(先煎)	淡竹叶 5g	灯心草 2g

三、实训考核

1. 解读下列电子处方节选，并写出药品的正确应付。

【实训处方节选1】──────────

临床诊断及证型：气血两虚证兼血瘀证

拟方：

当归 10g	党参 10g	川芎 6g	落新妇 5g
葛根 30g	路路通 10g	沉香曲 6g	泽兰 10g
桃仁 6g	五味子 5g	红芪 7g	浙麦冬 6g
炒薏苡仁 10g	白术 10g	瓜蒌皮 10g	野白头 5g

（1）处方1应付表

别名应付	并开药名应付	炮制品应付	特殊处理

注：炮制品专指处方中没有写明炮制方法但按照应付常规需要付炮制品的药味。

【实训处方节选2】──────────

临床诊断及证型：脾胃不和证

拟方：

紫苏梗 12g	山药 15g	黄芩 12g	蒲公英 15g
徐长卿 15g	砂蔻仁 6g	沉香曲 9g	枳壳 10g
川朴 10g	虎杖 15g	蜜蜂房 6g	太子参 15g
炒白术 12g	八月札 12g	梅花 6g	

（2）处方 2 应付表

别名应付	并开药名应付	炮制品应付	特殊处理

注：炮制品专指处方中没有写明炮制方法但按照应付常规需要付炮制品的药味。

【实训处方节选3】————————————————————

临床诊断及证型：脾胃不和证

拟方：

姜半夏 9g	新会皮 10g	茯苓 12g	枳实 10g
淡竹茹 10g	胆南星 10g	石菖蒲 10g	制远志 10g
郁金 10g	炙甘草 10g	党参 30g	砂仁 6g
益智仁 10g	佩兰 10g	三七 10g	附子 15g
干姜 10g	女贞子 10g	墨旱莲 15g	淡大芸 15g

（3）处方 3 应付表

别名应付	并开药名应付	炮制品应付	特殊处理

注：炮制品专指处方中没有写明炮制方法但按照应付常规需要付炮制品的药味。

【实训处方节选4】

临床诊断及证型：风湿阻络证、寒凝血瘀证

拟方：

附子 15g	嫩桂枝 10g	桑枝 15g	芎穷 15g
丹参 30g	蕲蛇 3g	当归 15g	白芍 15g
乳没^各 3g	威灵仙 15g	木瓜 15g	干姜 10g
羌独活^各 10g	山萸肉 30g	炙甘草 10g	伸筋草 15g
千年健 15g	络石藤 15g		

（4）处方4应付表

别名应付	并开药名应付	炮制品应付	特殊处理

注：炮制品专指处方中没有写明炮制方法但按照应付常规需要付炮制品的药味。

【实训处方节选5】

临床诊断及证型：气血瘀滞证

拟方：

附子 15g	干姜 9g	炙甘草 10g	酒地龙 10g
生地 12g	桃红 20g	柴胡 12g	炒枳壳 10g
川芎 10g	赤芍 15g	桔梗 10g	益智仁 10g
石菖蒲 10g	杜仲 10g	山茱萸 30g	

（5）处方 5 应付表

别名应付	并开药名应付	炮制品应付	特殊处理

注：炮制品专指处方中没有写明炮制方法但按照应付常规需要付炮制品的药味。

【实训处方节选 6】

临床诊断及证型：便秘
拟方：

乌元参 10g	天麦冬 20g	生地 12g	当归 12g
北沙参 15g	玉竹 10g	生白芍 15g	火麻仁 15g
郁李仁 15g	瓜蒌子 15g	党参 15g	制大黄 3g
海南子 10g	枳实 10g	厚朴 15g	石膏 30g
知母 10g	甘草 10g	桔梗 10g	酒地龙 10g

（6）处方 6 应付表

别名应付	并开药名应付	炮制品应付	特殊处理

注：炮制品专指处方中没有写明炮制方法但按照应付常规需要付炮制品的药味。

【实训处方节选7】

临床诊断及证型：水肿

拟方：

附子 15g	干姜 10g	炙甘草 10g	肉桂 3g
茯苓 12g	炒白术 12g	天冬 10g	泽泻 30g
葶苈子 15g	厚朴 15g	木瓜 15g	丹参 30g
赤白芍^各 15g	川芎 15g	益母草 15g	木香 6g
当归 15g	野葛 15g	薏苡仁 30g	

（7）处方7应付表

别名应付	并开药名应付	炮制品应付	特殊处理

注：炮制品专指处方中没有写明炮制方法但按照应付常规需要付炮制品的药味。

【实训处方节选8】

临床诊断及证型：肝胆湿热证

拟方：

龙胆草 9g	黄芩 12g	炒栀子 12g	泽泻 15g
当归 12g	生地黄 12g	柴胡 12g	甘草 6g
龙骨 30g	牡蛎 30g	磁石 30g	绿萼梅 5g
郁金 10g	槟榔 15g	瓜蒌皮子^各 15g	麦冬 10g
柏子仁 15g	大麻仁 15g	石膏 30g	

（8）处方 8 应付表

别名应付	并开药名应付	炮制品应付	特殊处理

注：炮制品专指处方中没有写明炮制方法但按照应付常规需要付炮制品的药味。

【实训处方节选 9】

临床诊断及证型：瘀血证

拟方：

当归 10g	桃红^各 6g	赤芍 15g	川芎 10g
丹参 15g	郁金 10g	地龙 6g	益智仁 10g
破故纸 10g	山药 15g	桔梗 9g	半夏 9g
党参 12g	炒白术 9g	茯苓 9g	甘草 9g
柴胡 9g	佩兰 9g		

（9）处方 9 应付表

别名应付	并开药名应付	炮制品应付	特殊处理

注：炮制品专指处方中没有写明炮制方法但按照应付常规需要付炮制品的药味。

【实训处方节选10】

临床诊断及证型：脾肾两虚证
拟方：

党参 30g	炒白术芍 30g	茯苓 12g	炙甘草 10g
生熟地 24g	川芎 15g	当归 15g	肉桂 3g
黄芪 30g	菟丝子 15g	龙牙草 15g	女贞子 15g
杜仲 10g	制狗脊 10g	五味子 10g	

（10）处方10应付表

别名应付	并开药名应付	炮制品应付	特殊处理

注：炮制品专指处方中没有写明炮制方法但按照应付常规需要付炮制品的药味。

2. 解读下列手写处方节选，将处方中的药味应付逐一填写在下面表格中。

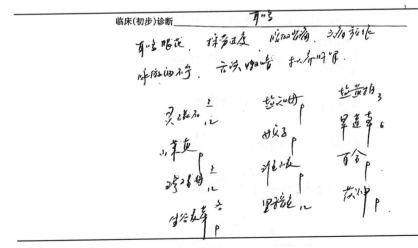

处方 01

应付

处方 02

应付

处方 03

应付

献少津，咽干酸，便沙，空腹食石中脘田怠，Cv123.

制香附10g，陈皮6g，姜前茹20g，

姜半夏10g，制军8g，车前44草30g，

生地10，熟地10，当归10g，

桃仁10，生芪30g，

7秋笼10，7参芍12g

处方 04

应付

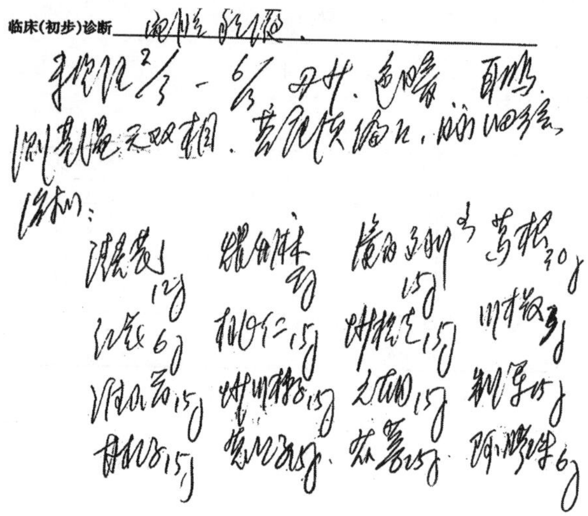

临床(初步)诊断 _____

[handwritten prescription content - illegible]

处方 05

应付

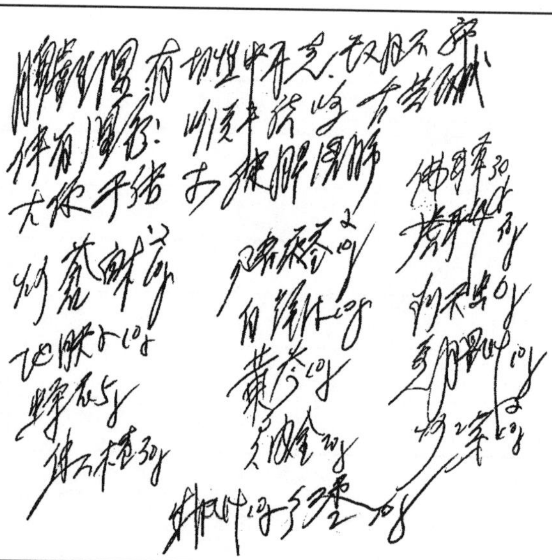

[handwritten prescription content - illegible]

处方 06

应付

处方 07

应付

临床(初步)诊断＿＿＿＿＿＿＿＿＿＿＿＿＿＿＿＿＿＿＿＿

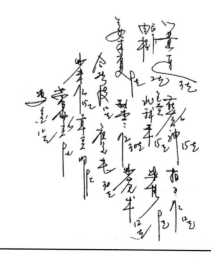

处方 08

应付

处方 09

应付

临床(初步)诊断＿＿＿肾气＿＿＿＿＿＿＿＿＿＿

详细方：

制附九6, 制草4, 车前4/20,

姜半夏10 陈皮6, 茯苓皮30,

枳壳10, 白术20, 丹参15,

远志10, 有子参14,

生晒参5, 杏仁10,

处方 10

应付

? 【思考与练习】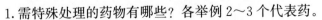

1. 需特殊处理的药物有哪些？各举例 2～3 个代表药。

2. 简述中药处方应付的常见问题及应对措施。

3. 什么是药物别名？

4.简述中药炮制的目的。

5.简述中药常用的炮制方法。

6.举例直接写药名即付清炒或炒的药物（至少8个）。

7.阅读处方，并分析下列问题：

【案例处方节选1】 ————————————————

临床诊断及证型：阴虚证

脉案：白天潮热，夜间盗汗，腰膝酸软，胸闷烦躁。

拟方：

熟地黄 12g	盐知柏 20g[①]	龟甲 15g
枸杞子 12g	山茱萸 10g	覆盆子 9g
怀牛膝 10g	甘草 3g	

（1）上述处方中，①处应付中药有哪些？应付剂量是多少？

（2）该并开药的配伍目的是什么？

8.阅读处方，并分析下列问题：

【案例处方节选2】 ————————————————

证型：肺痨

脉案：低热盗汗，胸闷，咳嗽，乏力纳差，咳痰带血。

拟方：

党参 15g	黄芪 15g	淮山药 15g
桂枝 20g	玄参 15g	生龙牡 30g[①]
丹参 9g	棱术各 10g[②]	红花 15g
桃杏仁 24g[③]	知母 15g	红藤 30g

（1）上述处方中，①、②、③处应付中药有哪些？应付剂量是多少？

（2）以上三处并开药的配伍目的是什么？

9.在下列处方节选片段中找出中药别名并写出正确应付。

【案例处方节选3】——————————————

临床诊断及证型：咳嗽病

拟方：

鲜芦根 20g	连翘 12g	杏仁 6g	望春花 9g
白芷 6g	苍耳子 5g	石菖蒲 9g	煅蛤壳 12g
浮海石 12g	扛板归 10g	野荞麦根 20g	鱼腥草 20g
徐长卿 12g	地肤子 12g	炒莱菔子 6g	

【案例处方节选4】——————————————

临床诊断及证型：肝火扰心证

拟方：

龙胆草 9g	黄芩 12g	炒山栀 12g	泽泻 15g
当归 12g	生地 12g	柴胡 12g	甘草 6g
生龙骨 30g	生牡蛎 30g	生磁石 30g	绿萼梅 5g
郁金 10g	海南子 15g	瓜蒌皮子^各 15g	麦冬 10g
柏子仁 15g	火麻仁 15g	石膏 30g	

实训四 ▶▶ 参考答案

1.电子处方解读

（1）处方1解读

别名应付	并开药名应付	炮制品应付	特殊处理
野白头 5g,应付薤白 5g	无	白术 10g,应付麸炒白术 10g	① 沉香曲需包煎； ② 桃仁需捣碎

（2）处方2解读

别名应付	并开药名应付	炮制品应付	特殊处理
① 川朴 10g,应付厚朴 10g； ② 八月札 12g,应付预知子 12g	砂蔻仁 6g,应付砂仁 3g、豆蔻 3g	枳壳 10g,应付麸炒枳壳 10g	① 徐长卿需后下； ② 沉香曲需包煎

（3）处方 3 解读

别名应付	并开药名应付	炮制品应付	特殊处理
① 新会皮 10g,应付陈皮 10g； ② 淡大芸 15g,应付肉苁蓉 15g； ③ 益智仁 10g,应付益智 10g	无	① 枳实 10g,应付麸炒枳实 10g； ② 附子 15g,应付黑顺片或淡附片或白附片 15g	① 砂仁需后下； ② 益智需用时捣碎

（4）处方 4 解读

别名应付	并开药名应付	炮制品应付	特殊处理
① 嫩桂枝 10g,应付桂枝 10g； ② 芎䓖 15g,应付川芎 15g	① 乳没^各 3g,应付制乳香 3g、制没药 3g； ② 羌独活^各 10g,应付羌活 10g、独活 10g	① 附子 15g,应付黑顺片或淡附片或白附片 15g； ② 乳没^各 3g,应付制乳香 3g、制没药 3g； ③ 山萸肉 30g,应付蒸山茱萸 30g	蕲蛇需研末吞服

（5）处方 5 解读

别名应付	并开药名应付	炮制品应付	特殊处理
① 生地 12g,应付生地黄 12g； ② 益智仁 10g,应付益智 10g	桃红 20g,应付桃仁 10g、红花 10g	① 附子 15g,应付黑顺片或淡附片或白附片 15g； ② 杜仲 10g,应付炒杜仲 10g； ③ 山茱萸 30g,应付蒸山茱萸 30g	益智需用时捣碎

（6）处方 6 解读

别名应付	并开药名应付	炮制品应付	特殊处理
① 乌元参 10g,应付玄参 10g； ② 生地 12g,应付生地黄 12g； ③ 海南子 10g,应付槟榔 10g	天麦冬 20g,应付天冬 10g、麦冬 10g	枳实 10g,应付麸炒枳实 10g	① 火麻仁、郁李仁、瓜蒌子需用时捣碎； ② 石膏需先煎

（7）处方 7 解读

别名应付	并开药名应付	炮制品应付	特殊处理
野葛 15g,应付葛根 15g	赤白芍^各 15g,应付赤芍 15g、白芍 15g	附子 15g,应付黑顺片或淡附片或白附片 15g	① 肉桂需后下； ② 葶苈子需包煎

（8）处方 8 解读

别名应付	并开药名应付	炮制品应付	特殊处理
① 龙胆草 9g,应付龙胆 9g； ② 绿萼梅 5g,应付梅花 5g； ③ 大麻仁 15g,应付火麻仁 15g	瓜蒌皮子^各 15g,应付瓜蒌皮 15g、瓜蒌子 15g	磁石 30g,应付煅磁石 30g	① 龙骨、牡蛎、石膏需先煎； ② 瓜蒌子、火麻仁需用时捣碎

（9）处方 9 解读

别名应付	并开药名应付	炮制品应付	特殊处理
① 益智仁 10g,应付益智 10g；② 破故纸 10g,应付补骨脂 10g	桃红各 6g,应付桃仁 6g、红花 6g	① 地龙 6g,应付酒地龙 6g；② 半夏 9g,应付姜半夏 9g	益智需用时捣碎

（10）处方 10 解读

别名应付	并开药名应付	炮制品应付	特殊处理
龙牙草 15g,应付仙鹤草 15g	① 炒白术芍 30g,应付麸炒白术 15g、麸炒白芍 15g；② 生熟地 24g,应付生地黄 12g、熟地黄 12g	① 杜仲 10g,应付盐杜仲 10 克；② 五味子 10g,应付蒸五味子 10g	① 肉桂需后下；② 五味子需用时捣碎

2. 手写处方解读

（1）手写处方 01 解读

应付		
煅磁石(先煎)12g	盐知母 9g	盐黄柏 3g
蒸山茱萸 9g	女贞子 9g	墨旱莲 6g
珍珠母(先煎)12g	淮小麦 9g	百合 9g
生稻芽 9g、生麦芽 9g	黑豆 12g	茯神 9g

（2）手写处方 02 解读

应付		
赤小豆 15g	丹参 9g	玄参 9g
天冬 9g、麦冬 9g	制远志 9g	石菖蒲 6g
茯神 12g	胆南星 6g	珍珠母(先煎)12g
生龙齿(先煎)9g	淡竹叶 5g	灯心草 2g

（3）手写处方 03 解读

应付		
炒党参 12g	麸炒白术 20g	麸炒山药 20g
炒黄芪 20g	甘草 10g	茯苓 12g
白茅根 12g	防风 12g	蝉蜕 12g
金银花 20g	车前草 10g	
桔梗 6g	菊花 10g	

（4）手写处方 04 解读

应付		
醋香附 10g	陈皮 6g	姜竹茹 20g
姜半夏 10g	制大黄 8g	车前草 30g
生地黄 10g	熟地黄 10g	当归 10g
桃仁 10g	黄芪 30g	
麸炒枳壳 10g	麸炒白术 12g	

（5）手写处方 05 解读

应付		
炒黄芪 12g	炒升麻 9g	桃仁 15g
葛根 30g	红花 6g	怀山药 15g
麸炒枳壳 15g	花椒 3g	制大黄 15g
炒川楝子 15g	醋延胡索 15g	肉苁蓉 15g
枸杞子 15g	菟丝子 15g	
阿胶珠 6g	沙苑子 15g、白蒺藜 15g	

（6）手写处方 06 解读

应付		
麸炒苍术 10g、麸炒白术 10g	猪苓 10g、茯苓 10g	佛耳草 30g
地肤子 10g	白鲜皮 10g	炒僵蚕 6g
蝉蜕 5g	黄芩 10g	鱼腥草(后下)10g
焦山楂 30g	炒鸡内金 20g	炒稻芽 10g、炒麦芽 10g
甘草 10g	大枣 10g	

（7）手写处方 07 解读

应付		
水牛角片(先煎)30g	茜草 20g	淫羊藿 20g
炒槐花 30g	连翘 15g	蜜麸僵蚕 15g
蒸山茱萸 15g	补骨脂 15g	丹参 20g
黄芪 30g	太子参 20g	蜜炙甘草 6g
五味子 9g	大枣 30g	
新鲜铁皮石斛 12g	沙氏鹿茸草 30g	

（8）手写处方 08 解读

应付		
柴胡 12g	麸炒白术 12g	广藿香 10g、紫苏梗 10g
炒当归 12g	茯苓 15g、茯神 15g	厚朴花 10g
麸炒白芍 15g	郁金 12 克	合欢皮 15 克
姜半夏 12g	秫米(包煎)30g	酸枣仁 30 克
蜜麸青皮 6g、蜜麸陈皮 6g	蜜炙甘草 6g	

（9）手写处方 09 解读

应付		
黄连 3g	茯苓 15g、茯神 15g	柏子仁 12g
肉桂(后下)2g	秫米(包煎)15g	柴胡 9g
姜半夏 9g	酸枣仁 30g	麸炒苍术 12g
合欢皮 12g	首乌藤 30g	炒薏苡仁 15g
草豆蔻 9g	广藿香 9g、佩兰 9g	炒鸡内金 12g

（10）手写处方 10 解读

应付		
制附子(先煎)6g	制大黄 4g	茯苓 15g、茯苓皮 15g
姜半夏 12g	陈皮 6g	丹参 15g
麸炒枳壳 10g	竹茹 20g	生晒参 5g
制远志 10g	太子参 12g	
苦杏仁 10g	车前草 20g	

第五章

中药处方调配的顺序、称量与分戥

作为调剂工作的核心环节，称量和分戥直接影响调剂成品的准确性和有效性。合理的调配顺序是剂量准确的基础，能有效减少错药、漏药的概率，而正确的称量和分戥是剂量准确的先决条件。

第一节　中药处方调配的顺序

 学习目标

能按照中药处方中常见药物的调配顺序调配处方。

调配是中药房工作的主要环节，调配工作的质量直接影响药物的治疗效果。因此，调配人员要具备高度的职业道德和责任感。调配处方时，要思想集中，严肃认真，按照严格的顺序依次进行处方调配，避免药味错漏。

【案例处方节选】

临床诊断及证型：虚寒证

脉案：脉沉，舌苔白、斑驳、有裂纹，有 10 年高血压史，手足偶麻，腰痛，口腔溃疡。

拟方：

附子 15g	白术 15g	细辛 3g	茯苓 10g
白芍 10g	党参 15g	淫羊藿 20g	枸杞子 10g
熟地黄 15g	补骨脂 10g	菟丝子 20g	灯心草 2g

【问题】

分析该处方的调配顺序。

分析：常规处方按顺序调配。但由于该处方中既有松泡的药又有黏性大的药，因此可以先称淫羊藿、灯心草，再按顺序称处方中其他药味，最后称枸杞子和熟地黄。

一、中药处方调配的顺序原则

为方便复核人员的检查，应按处方药味所列的顺序调配，间隔平放，不可混放一堆。为了防止覆盖前药，体积松泡而量大的饮片可以先称；对黏性大的药品可以后称，放于其他药味之上，以免沾染药盘或包装用纸。

各地区、各单位调配习惯不尽相同，以下整理出在实际操作中常见需要注意调配顺序的品种，可以根据药物具体情况选择先称或后称，详见表 5-1。

表 5-1　需要注意调配顺序的品种举例

体积松泡而量大的药物先称	黏性大的药物后称
灯心草	熟地黄
淫羊藿	龙眼
通草	制玉竹
茵陈	制黄精
葫芦壳	枸杞子
蜂房	蜜款冬花
夏枯草	蜜麻黄
木蝴蝶	炙黄芪
广金钱草	炙甘草
凤凰衣	天冬
竹茹	乳香
玉米须	五味子

二、中药处方调配顺序的常见问题

1. 多人共同调配一张处方

在实际工作中，部分处方药味较多，为了追求高效，有时调配人员会选择两人甚至多人合作，分别按照不同的顺序共同完成一张处方。这种操作可能造成部分药味的重复调配或者漏配的现象发生，应尽量予以避免。

2. 按照就近原则调配处方

部分调剂人员为了操作便利，有时会打乱处方顺序，按照斗柜位置的远近决定调配顺序，将相近斗柜的药物同时抓取，这样也容易发生漏配的现象，应注意避免。

3. 严格按照处方顺序调配每一张处方

部分调剂人员工作较为刻板，严格按照处方顺序调配每一张处方，未注意区分体积松泡和黏性较大的饮片，从而导致后药覆盖前药，或者沾染药包等不便于校对的情况发生。

第二节　称量与分戥

学习目标

1. 能准确操作常用的称量器具。
2. 能正确进行分戥操作。

中药调剂的计量器具主要是称重药物的衡器，目前最常用的是传统的戥秤、现代的电子秤以及电子天平等。本节主要介绍上述三种主流称量器具的操作方法。

【案例处方节选】

金钱草 20g　　　萹蓄 10g　　　石韦 12g　　　生大黄 12g
海金沙 15g　　　滑石 12g　　　木通 10g　　　瞿麦 10g
车前草 10g　　　栀子 10g　　　生甘草 6g　　　灯心草 10g
生黄芪 20g
共 7 剂　　　　　　　水煎服，一日 1 剂，分两次服

【问题】

如何称量和分戥该处方中的金钱草？

解析：左手持戥杆，将铊线在戥杆上移动至 140g，右手抓金钱草放入戥盘内，右手拇指与食指提起戥纽，举至齐眉后放开，若有倾斜增减药物至平衡为准。分第一剂时将铊线移至 120g，取出 20g 倒在药盘内或包装纸上，继续将铊线移至 100g 刻度上，再取出 20g 倒在药盘内或包装纸上，以此类推分完 7 剂，剩下的药味同样操作，完成整张处方。

一、称量操作方法

1. 戥秤的称量操作方法

戥秤必须经过检定合格，以确保准确度。使用戥秤前先要检验戥盘与戥铊的号码是否相符，然后检查定盘星是否平衡。称药前，看准要称取的分量，例如患者处

方中茯苓 10g，共 7 剂，则左手持戥杆，稳住铊线，右手抓取茯苓放入戥盘内，避免使用戥盘挖药，以确保药物不外漏、不落地。右手拇指与食指提起戥纽，左手将铊线在戥杆上移动至 70g 刻度位置（称取质量＝单味药物剂量×剂数），举至齐眉后放开，以检视 70g 与所称药物是否平衡（即戥杆与地面保持平行），如有倾斜，增减药物至平衡为准（图 5-1）。

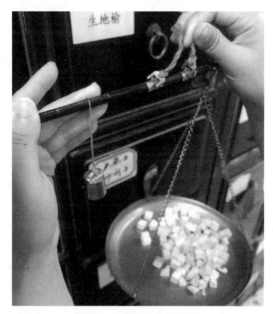

图 5-1　戥秤的称量操作

2. 电子秤的称量操作方法

由于戥秤的戥盘容积较小，当称取大剂量的草类或者质地松泡的药材时多有不便，此时多选用电子秤。操作时，首先按电源开关键，放上药盘后按"去皮"键。例如患者处方中有 50g 葫芦壳，共 7 剂，则往药盘内添加葫芦壳至 350g。称量完毕，工作结束后按"ON/OFF"键，关闭电源。《中华人民共和国计量法》规定应采用国际单位制计量单位和国家选定的其他计量单位作为国家法定计量单位，中药调剂工作中最常用到的计量单位是克（g）和千克（kg），有时也会用到毫克（mg）、毫升（mL）作为中药用量的计量单位。非国家法定计量单位应当废除。

3. 电子天平的称量操作方法

电子天平的精密度较高，一般多用于称量贵细药材。操作时可按以下三步进行。

（1）调水平　在电子天平开机前，应观察天平后部水平仪内的水泡是否位于圆环的中央，可通过天平的地脚螺栓调节，左旋升高，右旋下降。

（2）预热　电子天平在初次接通电源或长时间断电后开机时，至少需要 30 分钟的预热时间，因此，在通常情况下，不要经常切断其电源。

（3）称量 按下"ON/OFF"键，接通显示器，等待仪器自检，当显示器显示"0"时，自检过程结束；放置称量纸，按显示屏两侧的"去皮"键，待显示器显示"0"时，开始添加药物。例如患者处方中有三七粉（另包）6.0g，则用药勺挖取三七粉放置在称量纸上，增减至6.0g时称量完毕，工作结束后按"ON/OFF"键，关闭显示器。

知识链接

1钱等于多少克？

在一些中医典籍中，经常出现一些旧制的重量计量单位，如"两""钱"等。自明清时期至1979年，我国普遍采用16进位制的"市值"计量方法（斤、两、钱、分、厘），即1市斤=16两=160钱。自1979年7月1日起，国务院要求我国对中药生产计量统一采用公制（千克、克、毫克），即1公斤=1千克=1000克=1000000毫克。

为了处方和调剂计算方便，可按规定以如下近似值进行换算：1市两（16进位制）=30克；1钱=3克；1分=0.3克；1厘=0.03克。

二、分戥操作方法

对于一方多剂的处方应按"等量递减""逐剂复戥"的原则进行操作。如患者处方中茯苓10g，共调配7剂，则称取70g以后，将铊线移至60g刻度上，取出10g倒在药盘内或包装纸上，继续将铊线移至50g刻度上，再取出10g倒在药盘内或包装纸上。注意每味药间隔平放，不要覆盖前药。以此类推分完7剂，以同样操作方法完成整张处方（图5-2）。

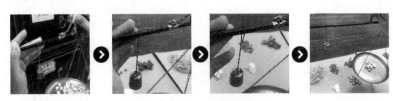

图5-2 等量递减分戥操作

中药调剂中普遍存在着准确称量但忽视准确分戥的错误操作，估量取药，随意抓配，一方多剂不复戥，使调配剂量与处方用量相差较大，影响临床治疗效果，甚至发生药疗事故。因此，在分戥操作时务必要做到称准、分匀，确保单帖和总量误差均在±5%以内。

实训五 ▶▶ 中药处方调配的顺序、称量与分戥

一、实训目标

实训内容	实训等级	实训评分标准
能正确识别中药处方调配顺序；能对中药处方中各药味进行准确、快速的称量与分戥	合格	能在 20 分钟内，按照正确的调配顺序完成 1 张处方（10 味药）的称量与分戥，并且单帖和总量误差均在±5％以内
	良好	能在 15 分钟内，按照正确的调配顺序完成 1 张处方（10 味药）的称量与分戥，并且单帖和总量误差均在±5％以内
	优秀	能在 15 分钟内，按照正确的调配顺序完成 1 张处方（10 味药）的称量与分戥，并且单帖误差在±3％范围内，总量误差在±5％以内

二、实训案例

【案例处方节选】

临床诊断及证型：气血两虚不寐
拟方：

熟地黄 9g	党参 10g	龙眼肉 10g	炒白术 12g
茯苓 9g	茯神 9g	灯心草 2g	龙骨 30g
牡蛎 30g	甘草 6g		

共 3 剂　　　　　水煎服，一日 1 剂，分两次服

1.请根据处方，填写正确的调配顺序。

建议先称	建议后称
灯心草	熟地黄、龙眼肉

2.在规定时间内，按照中药处方调配顺序调配以上处方中的 3 剂中药（10 味药）。具体操作见图 5-3。

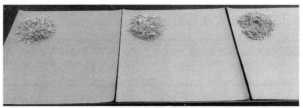

① 先称取松泡药

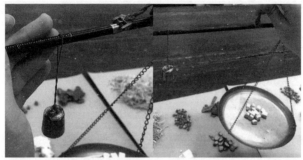

② 等量递减分戥操作

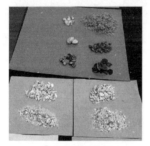

③ 先煎药单独包

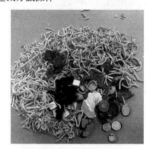

④ 黏性大的药放上面

图 5-3　中药的调配

三、实训考核

1. 根据处方 1 完成称量与分戥。

【实训处方节选 1】

　　临床诊断及证型：乳汁不足

　　拟方：

炙黄芪 10g	当归 10g	党参 15g	通草 6g
路路通 10g	丝瓜络 12g	蒲公英 10g	羊乳 9g
王不留行 10g	炙甘草 6g		

　　共 3 剂　　　　　　　　水煎服，一日 1 剂，分两次服

（1）请根据处方1，填写正确的调配顺序。

建议先称	建议后称

（2）在规定时间内，按照中药处方调配顺序调配处方1中3剂中药（10味药）。

调配用时/分钟	单帖称量差异/%	总量差异/%

2.根据处方2完成称量与分戥。

【实训处方节选2】

临床诊断及证型：淋证

拟方：

黄芪 20g	萹蓄 10g	葫芦壳 20g	石菖蒲 10g
绵萆 20g	木通 10g	瞿麦 10g	车前草 10g
栀子 10g	炙甘草 6g		

共3剂　　　水煎服，一日1剂，分两次服

（1）请根据处方2，填写正确的调配顺序。

建议先称	建议后称

（2）在规定时间内，按照中药处方调配顺序调配处方2中3剂中药（10味药）。

调配用时/分钟	单帖称量差异/%	总量差异/%

【思考与练习】

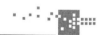

1.简述处方调配的顺序原则。

2.简述戥秤的称量操作方法。

实训五 ▶▶ 参考答案

1. 实训处方 1 正确的调配顺序

建议先称	建议后称
通草、丝瓜络	炙黄芪、炙甘草

2. 实训处方 2 的调配顺序

建议先称	建议后称
葫芦壳、绵萆薢	炙甘草

第六章

中药调剂的复核、包药与捆扎、发药及结束工作

中药调剂的后续环节包括复核、包药与捆扎、发药及结束工作。中药饮片调配后，必须经复核后方可发出，以确保用药安全与有效；复核好的饮片经过适当的包捆，结实美观，更便于取用和发放；发药时不仅要核对取药凭证，避免错发事故，更要对患者或其家属进行相应的用药指导（发药交代），以确保合理用药；最后在整个调剂工作结束后还应对场地和器具进行清洁维护，并做好相关售后服务工作。

第一节　复核

学习目标

1. 能知晓复核的重要性。
2. 能掌握复核的流程，并完成复核。

【案例】——————————————

张某，女，35岁，凭处方去一家小型零售药店配药。调剂员孙某发现有一味饮片处方用量较大，店内库存不足，于是调付了不足量的库存饮片后未经复核便交付给张某。2小时后张某返回药店投诉陈皮有霉斑虫蛀，药包重量不符，要求退款并重新配药。

【问题】——————————————

调剂员孙某的做法有什么问题？

分析：中药饮片调配后，必须经复核后方可发出，以确保用药安全与有效。如果某味药的库存不足，可以跟患者解释调货需要时间，商量推迟取药时间或者选择后期寄送等方式，而不应该擅自减少剂量。另外，复核时也应关注饮片的质量，及时更换具有霉斑、虫蛀等变质药材。

一、复核的重要性

中药饮片复核是指专门负责复核任务的中药专业技术人员对其他药房人员所调剂的中药饮片，按处方逐项进行全面细致的核对，以检查处方是否调剂无误。这项工作是中药调剂工作中最后的把关环节，是将药物交给患者前的最后一道检查工序，能有效提升用药的安全性和有效性。

二、复核的内容和方法

为了保证患者用药安全，防止调剂错误和遗漏，应把好调剂复核这一关。这项工作应由责任心强、业务水平高、经验丰富的中药专业技术人员负责，以确保调配处方的质量。复核的内容一般有以下几个方面。

① 调剂的药味、称取的分量、处方帖数是否与处方相符。

② 饮片有无虫蛀、发霉变质和该制不制、该捣不捣、生炙不分的药材。

③ 有特殊煎服法的药物是否已作另包说明。

④ 配伍禁忌和毒剧药、贵细药应用是否得当。

⑤ 代煎药还须复核煎药凭证与处方上的姓名、送药日期、时间、地址、药帖（付）数是否相符。

⑥ 处方经全面复核无误后，即可签字（章），然后将药物装袋或包捆。

三、复核常见问题的处理

1.饮片错配

（1）医师字迹不清　个别医师书写随意、字迹潦草、难以辨认。尤其是药名字形相近的药味，如不认真书写，极易使调配人员认错，造成调剂错误。如桂枝与桔梗；五味子与五倍子；胡芦巴与胡黄连；川芎与川乌；乌药与乌梅；黄芩与苦参；川楝子与川附子；桑枝与桑皮；黄柏与黄精；杏仁与枣仁等。如发生错配，可与处方医师联系确认，由处方医师修改并签名后，由调剂人员将错配的药物替换后方可包药、捆扎。

（2）调剂人员注意力不集中　调剂人员受周围环境及自身体力、情绪等方面因素的影响，如注意力不集中易出现拉错药斗、配错药味的现象。如香橼与佛手的药斗通常是相邻排列的，而且性状相近，调配人员易抓错饮片。与此类似的还有生地黄与熟地黄、稻芽与麦芽等。可由调剂人员将错配的药物替换后方可包药、捆扎。

2.饮片剂量问题

复核人员一般对毒剧药超量问题警惕性高，而不太注重处方中其他药味的剂量是否调配合理。通常是医师处方书写笔误或者电脑录入时出错，如有的医师本意是开 10.0g 陈皮，开成了 1.0g；或者是调配人员工作态度不端正，以手代戥、随意抓分，造成药味的总量不准或分份不均匀。对于医生笔误和某些毒性中药超过现行版《中国药典》或炮制规范等相关法规规定剂量时，则需要与处方医师确认，由处方医师签名后方可使用；对于调剂人员调剂的总量不准或分份不均匀时，复核人员有权要求调剂人员重新称取或重新分匀剂量。

3.饮片质量问题

复核中药饮片中若发现存在质量问题，如虫蛀、霉变、变色、泛油、风化、吸潮、软化等情况，须立即更换为合格的中药饮片。复核人员还须及时通知相关人员对该品种中药饮片进行质量检查并召回处理。

第二节　包药与捆扎

学习目标

1. 能快速熟练地进行平包和虎头包的操作。
2. 能完成双包和宝塔包的操作。
3. 能采用十字扎法捆扎药包。

一、常见的包药方法及材料

中药的包扎方式不尽相同，但均以外形美观牢固、操作快速熟练为标准。常见的包药方法有平包、虎头包、宝塔包、双包等，其中平包、虎头包为工作中常用包法。包药材料一般采用强拉力牛皮纸，个别企业会采用专门定制的包药袋。

1. 平包

平包又称"方包"，是采用四角对包的包药方法。该方法起源于北方，由于该包法简单易学，各地使用率均较高。中药另包的"先煎""后下"亦采用此法。平包适用于一些用量少的药物。平包步骤分解见图6-1。

①准备好小包装纸和药物，置于台面 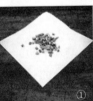　②用双手拇指与食指将对角折上来 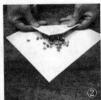　③左手固定，右手将右角向左侧对折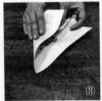

④右手固定，左手将左角向右侧对折 　⑤双手拇指与食指将上角沿着药物边缘向下对折 　⑥将对折后剩余的上角塞入左右角对折形成的夹缝中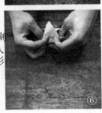

⑦成品，包好后可按照要求注明药物用法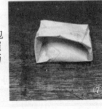

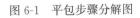

图6-1　平包步骤分解图

2.虎头包

虎头包因形似虎头而得名，成品具有中间高、两侧低的特点。中药的大包常采用此法。虎头包适用于一些量大且蓬松的药物。虎头包步骤分解见图6-2。

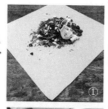
①准备好包装纸和药物，置于台面

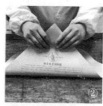
②将对角提起

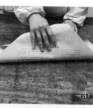
③将对角往腹部方向折进一个小三角后，右手虎口固定准备下压

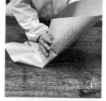
④右手虎口固定一端下压后，左手将左端对折

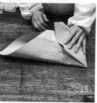
⑤顺手用左手虎口固定一端

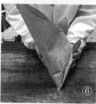
⑥将药包立起，使药物集中至底部

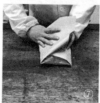
⑦左手固定不动，右手将一端对折

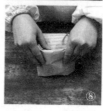
⑧双手拇指与食指将空余纸张塞进，欲使药包紧实可塞多次

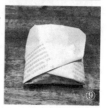
⑨成品(如有单味药物采用此法可根据要求注明药物及用法)

图6-2　虎头包步骤分解图

3.宝塔包

宝塔包是采用立体包装的方法，是将单味中药进行小包（平包）后整齐堆放成梯形体后再行包装的方法。该包装方法具有一定难度，会操作的一般为工作经验比较足的中药师，多为展示所用。

4.其他包法

部分企业和地区也会采用一些较具特色的包法，如双包，即是平包和虎头包结合的方式，采用两张包药纸一起包装，底层采用平包，上层采用虎头包的包法，完成后的中药包牢固、美观。包药袋是将调配好的中药直接装入纸袋，该方法简便、快捷。

二、药包捆扎

药包的捆扎基本都采用十字捆扎法，且多为对角十字捆扎法，个别因展示需要也会将较多的中药堆成一定高度后采用正十字捆扎法。正十字捆扎步骤分解见图6-3。

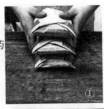 ① 将包好的药包摆放整齐

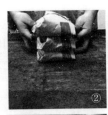 ② 双手用绳子从药包中心位置下压

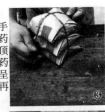 ③ 一只手固定，另一只手牵引绳子从药包底部绕至顶部后，旋转药包，使绳子呈十字交叉后再次下压

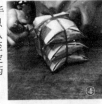 ④ 同样一只手固定，另一只手牵引绳子从药包底部绕至顶部后，固定交叉口，将药包转动一圈，拉紧绳子

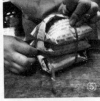 ⑤ 左手固定药包上的十字交叉处，右手将绳头从一侧捆扎绳内穿过

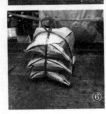 ⑥ 将绳子拉紧，根据松紧度选择打一至两个死结

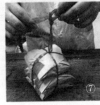 ⑦ 留出一须绳子可以提拎，打结

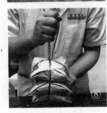 ⑧ 剪断绳子，即为成品

图 6-3　正十字捆扎步骤分解图

第三节　发药

学习目标

1. 能清楚发药的概念与作用。
2. 能独立完成发药，向患者介绍煎煮方法和服药注意事项。

一、发药的概念与作用

发药是中药调剂的最后一个环节，系指将调配完成的中药发给患者，并交代其煎煮服用方法和注意事项的过程。发药人员首先应核对患者留存的取药凭证上的号码、姓名及帖数，以确保发放无误；其次应向患者或其家属作详细的用药指导，并解答其相关疑问；留存相应处方，整理登记，备查。

二、发药交代

发药交代，即用药指导，主要是指向患者介绍煎药方法和服药注意事项的过程。

1.煎药方法

（1）煎药一般选用不锈钢锅或砂锅，忌用铁锅和铝锅。

（2）煎药时首先打开药包查看有无特殊处理药物，如有"先煎""后下"药物，则按其外包装上要求煎煮，"包煎"则和群药一起煎煮，若有鲜品药材，则将其洗净剪碎后和群药一起煎煮。

（3）药材宜先用冷水浸泡 30 分钟，所浸泡药液无须更换，水量控制在超过药面 3～5cm，或根据药材实际的质地进行加水，以浸透药材为原则。

（4）中药一般煎两次。头煎在大火煮沸后改成小火煎煮 20～30 分钟，煎药过程中可适时搅拌以免粘锅，然后趁热滤出药液。解表药宜煎煮 10～15 分钟，滋补药宜煎煮 30～60 分钟。二煎则在头煎的基础上加适量水煎煮，煎煮时间比头煎时间略短。将两次煎煮滤得的药液混匀后分两次服用。

（5）儿童每次剂量为 50～150mL，成人每次剂量为 150～200mL。

2.服药注意事项

（1）一般药物多于饭前及饭后 1～2 小时服用。

（2）一般解表药及滋补药宜温服。

（3）发汗药也宜饭后服用，以防出汗过多而引起虚脱。服用发汗解表药后，还要注意避风保暖，使全身微微发汗，以便于更好地发挥治疗作用。

（4）滋补药宜饭前空腹服用，有利于药物吸收。

（5）泻下药、驱虫药宜空腹服用。

（6）实热证、躁狂不安者，宜冷服。

（7）五更泻患者宜在晚间服药。

（8）病在胸膈以上者，作用于上焦的药，宜饭后服用。

（9）病在心腹以下者宜在饭前服药。

（10）对于部分服药后呕吐的患者，可在药液中加少许姜汁，或用鲜姜擦舌后再行服药，能够有效防止呕吐。

第四节　中药调剂的结束工作

学习目标

1.能完成调剂后的清理工作。

2.能知道售后服务的处理过程。

一、物品的归位、台面的清理

中药调剂工作结束后及时清场，做到物归原处，清洁戥盘、铊线置于前纽与后纽之间、戥铊回置于戥盘内、清洁铜缸子、清洁台面等工作。

二、售后服务

售后服务是在商品出售以后所提供的各种服务活动。中药调剂的售后服务主要包括用药咨询和投诉建议两大方面。

1. 用药咨询

用药咨询主要集中在如何煎煮、服用中药方面，包括中药的煎煮方法、特殊处理饮片的使用和服用方法。目前一般以现场咨询的方式为主，也有电话咨询的情况。

2. 投诉建议

中药零售企业出现的投诉，主要内容有两个方面，一是商品质量，二是服务质量。

（1）商品质量　商品确实存在质量问题或中药调配后复核人员没有复核出问题，导致患者使用后造成损失；或对数量、价格、质量存有异议引起的投诉，确认为有效商品质量投诉。该投诉由投诉处理人员对患者情绪进行安抚，并向患者致歉，取得患者谅解。同时了解患者诉求，与患者协商处理方案。若无法达成一致处理方案的，采取"逐级上报"的原则，由上一级主管投诉处理人员进行处理，并对同一批次商品进行质量检查处理，确认无相关质量问题后结案归档。

（2）服务质量　因服务人员态度恶劣、指导错误、人为过失等引发的投诉，确定为有效服务质量投诉。该投诉由投诉处理人员对患者情绪进行安抚，并向患者致歉，取得患者谅解。依据管理制度对差错人员实行相关处罚，并对相同岗位服务人员进行警示教育，处理完毕后结案归档。

实训六 ▶▶ 中药调剂的复核、包药与捆扎、发药及结束工作

实训目标

实训内容	实训等级	实训评分标准
复核	合格	能在 5 分钟内复核一张处方,正确率为 100%
	良好	能在 3 分钟内复核一张处方,正确率为 100%
	优秀	能在 1 分钟内复核一张处方,正确率为 100%。评价细则见表 6-1

续表

实训内容	实训等级	实训评分标准
包药与捆扎	合格	能在3分钟内,将三帖中药包成虎头包并捆扎,整体牢固、不破包、不松散
	良好	能在2分钟内,将三帖中药包成虎头包并捆扎,整体牢固、不破包、不松散,且药包外形美观
	优秀	能在1分钟内,将三帖中药包成虎头包并捆扎,整体牢固、不破包、不松散,且药包外形美观
发药交代与物品清理	合格	能在4分钟内,通俗易懂地将煎药过程及服药注意事项交代给患者,将台面上的戥称复原并清洁
	良好	能在3分钟内,通俗易懂地将煎药过程及服药注意事项交代给患者,将台面上的戥称复原、戥砣放置戥盘里并清洁
	优秀	能在2分钟内,通俗易懂地将煎药过程及服药注意事项交代给患者,能清洁戥称、复原戥称、戥砣放置戥盘里、清洁铜缸子、物归原处并清洁台面

表6-1　中药调剂复核评分细则

考核内容	完成时间	技能要求	分值	得分	评级
复核		调剂的药味、称取的分量、处方帖数是否与处方相符	20		
		饮片有无虫蛀、发霉变质和该制不制、该捣不捣、生炙不分的药材	15		
		有特殊煎服法的药物是否已作另包说明	15		
		配伍禁忌和毒剧药、贵细药应用是否得当	30		
		代煎药的煎药凭证与处方上的姓名、送药日期、时间、地址、药帖(付)数是否相符	10		
		复核完毕签名或盖章	10		
合计			100		

【思考与练习】

1.简述中药调剂后复核的重要性。

2.中药调剂中常用的包扎方法有哪些?

3.发药时,应交代的服药注意事项有哪些?

第七章

中药的煎煮
与服用

——

中药煎煮，历来比较受重视。明代李时珍在《本草纲目》一书中提到"凡服汤药，虽品物专精，修治如法，而煎药者鲁莽造次，水火不良，火候失度，则药亦无功"。清代医家徐灵胎在《医学源流论》中所说："煎药之法，最宜深讲，药之效与不效，全在乎此。"中药汤剂是将药物煎煮或浸泡后去渣取汁制成的液体剂型，是我国传统医学中运用最早、应用最广的一种剂型。汤剂适应中医辨证施治、随症加减的原则。因其具有配方灵活、辨证用药、针对性强、吸收快等优点，故世代相传，流传至今。中药的煎煮方法正确与否，直接影响药物治疗的效果。

第一节　中药煎煮简介

学习目标

1. 能熟记中药煎煮的方法。
2. 能正确选用中药煎煮容器。

一、中药煎煮的概念和作用

中药煎煮是通过加热使水渗透到药物的内部组织中，使有效成分溶解于溶剂中形成汤剂并去渣取汁的过程。中药在煎煮时，使用的容器、水量、煎煮时间等多种因素均可直接影响药物疗效。因此在煎煮时一定要科学合理，才能提高中药煎煮的质量，确保临床用药安全有效。

一个辨证精确、用药恰当之良方，如果煎煮方法有误，就无以发挥应有的疗效；反之，正确的煎煮方法不仅可以保证药效的正常发挥，还可以减少某些药物的不良反应。

二、中药煎煮的方法

煎药前，先将药材放入容器中，加冷水漫过药面，待药材被浸透后再煎煮，则有效成分易于煎出。每剂药煎两次。一般药第一煎煮沸后，再用文火煎煮 20～30 分钟，趁热滤取煎液；将第一煎的药渣加水、煮沸后，再用文火煎煮 15～20 分钟后趁热滤取药液。将两次煎液去渣滤净混合后分 2～3 次服用。

三、中药煎煮的常用容器

中药煎煮的过程，是一个非常复杂的物理、化学过程。中药汤剂的质量与选用煎煮的容器密切相关。理想的煎煮容器应具有化学性质稳定，不与药物所含成分发生化学反应，传热快、均匀，价格低廉易得等特点。

在古代医药文献中，如《本草经集注》中，有将药物置于"瓦""锅子""瓷器""土器""铁器"及"铜器"等物之中而进行修治的记载。历代医药学家对此均非常重视。梁代陶弘景认为，"温汤忌用铁器"；明代李时珍曰："凡煎药并忌铜铁器，宜用银器瓦罐。"现代可供选择的常见煎煮容器材质主要有陶器（瓦罐、砂锅）、瓷器或不锈钢容器、玻璃容器等。家庭可用砂锅，医疗单位或经营企业可选择用较牢固的搪瓷容器或不锈钢容器。

根据现代化学研究我们知道，在使用铁器或者铜器对中药进行煎煮时，药物中所含的鞣质、苷类物质可与铁、铜发生反应，使得药物的疗效降低，甚至改变药性，服用后不仅不能起到治疗效果，甚至还可能会加重病情。所以应尽量避免将煎煮好的热药液与铁、铜等金属和有害的塑料制品接触，以免发生化学反应而产生沉淀、降低溶解度等现象，影响疗效或产生毒副作用。

此外，煎煮中药使用的容器最好有盖。煎煮时需要盖上盖子，盖顶可起到空气冷凝的作用，对水分和挥发性成分具一定的"回流"作用，减少挥发损失。

第二节　中药煎煮流程

学习目标

1. 能知晓中药煎煮流程。
2. 能熟记需要特殊处理的药物。

中药煎煮的基本流程可分为浸泡、煎药、过滤、二煎四个步骤。中药煎煮的基本流程见图 7-1。

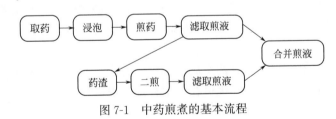

图 7-1　中药煎煮的基本流程

一、浸泡

中药饮片大多数是植物类干品，有一定的体积和厚度。因此，在煎煮前必须在室温下浸泡，使中药饮片湿润变软、细胞膨胀，产生一定的渗透压，使有效成分渗透扩散到细胞组织外部的水中，有利于有效成分的溶出。

浸泡和煎药应当使用符合国家卫生标准的饮用水。把药物倒入锅内摊平，加常温水，轻压药材使水面高出药材平面 3～5cm，以浸透药材为原则。浸泡时间应根据药材的性质、季节而稍有变化。一般以花、茎、全草为主的药材浸泡时间相对短些，20～30分钟为宜；以根、根茎、种子、果实、矿石、化石、贝壳等为主的药材或块大片厚、质地较密实坚硬的药材，可增加浸泡时间至40～60分钟。夏季室温较高，浸泡时间宜短，以30分钟左右为宜；冬季室温较低，浸泡时间可相对延长，以1小时为宜。但总体来说，浸泡时间不宜过久，以免引起药物酶解或霉败。

特别需要注意的是，浸泡中药不能用热水，只要用常温水即可；二煎时加水，以热锅加温水、冷锅加常温水为原则。热水浸泡饮片会使药材组织细胞内的蛋白质遇热凝固或使淀粉糊化，不利于有效成分的溶出。煎药前不需要清洗药材，直接用浸泡药材的水煎煮即可。

二、煎煮

1.煎煮时间

煎煮时间应当根据方剂的功能主治和药物的功效确定。煎一般药材应先用武火后用文火，即未沸前用大火，沸后用小火保持微沸状态20～30分钟，以免药汁溢出或过快熬干。武火煎药，既可使药汤尽快煮沸从而节省时间，又可使药气挥发少、杂质溶出少；文火煎药，既可使药汤不溢出或过快熬干，又可使有效成分充分溶出。不同病证的药材煎煮时间不同：对于解表药、清热药、芳香化湿药的煎煮，一般用武火迅速煮沸，再改用文火维持15～20分钟，以免药性挥发；矿物类的药材、贝壳类的药材及滋补药宜用武火煮沸后，改用文火慢煎40～60分钟，使有效成分充分溶出；具有毒性的药材也宜用文火久煎，可降低或消除毒性。药煎好后应趁热滤取煎液。

2.二次煎煮

一剂药材一般需要煎煮两次，一次久煎不能代替两次分煎。第二次煎煮时加水量为第一次煎煮的1/3～1/2，用武火煮沸后，再用文火煎药15～20分钟，趁热滤取药液。

如药量较大的处方，在煎煮两次后可能存留的药材有效成分较多，也可煎煮第三次，这样即可节约中药资源，也可在一定程度上提高疗效。

3.煎液的合并

将两次煎液去渣滤净混合后分2～3次服用。煎药完成时药汁量以取成人每次150～200mL、儿童每次50～150mL为宜。

三、特殊处理的药物

一般药物可同时入煎，但部分药物因其性质、功效及临床用途不同，所需煎煮时间也就不同。有的还需做特殊处理，甚至同一药物因煎煮时间不同，其功效与临床应用也存在差异。凡要求特殊煎法的药物均应在处方中加以注明，详见第四章第五节内容。

四、煎药常见情况的处理

1. 放置时间过长的中药不能再继续煎服，即使中药饮片没有变质也并不意味着可以放心服用。患者的身体情况会发生变化，需要医生重新辨证后再开具处方。

2. 煎煳的药物不能再服用。防止药物煎煳要选择适宜的煎药容器，注意煎药火候，控制水量，保持锅底清洁，定时搅拌。

3. 药煎好后，需等稍凉后趁热过滤取出药汁。取药汁后药渣中水量较多时，可使用绞挤药渣的方法，将药渣置于双层纱布中，稍凉后绞取药汁，绞出的药汁与事先倒出的药汁一并服用。

4. 煎药时应一次加足水，不宜频频加冷水，这样不利于药物的溶解。如果药物吸水膨胀，水被吸尽，可酌情加入适量开水。再次煎药时要根据情况在煎煮前调整加水量。

5. 现在企业有代煎业务，主要用中药煎煮机煎煮，采取加压式煎药方法。由于高温高压煎煮，使中药饮片在单位时间内提取效率增高，药物成分容易煎出，故中药煎煮机一般采用一次煎煮，煎煮时间比砂锅煎药的时间短。

第三节　中药煎液服用方法

学习目标

1. 能知晓中药的服用方法。
2. 能了解中药的贮存保管。

在临床实践中，确实有因为服药方法错误而影响药物的治疗效果的案例。清代徐灵胎也曾指出"方虽中病，而服之不得法，非特乏功，反而有害"。充分说明了服药方法的重要性。故必须根据病症的情况正确执行各种服药方法。

一、服药方法

中药汤剂有内服和外用两种。服药方法主要内容包括服药时药液的温度、服药频次、服药时间、服药剂量、服药时的饮食禁忌等几个方面。

1. 内服药

（1）服药时药液的温度

① 温服　一般汤剂均宜温服。特别是一些对胃肠道有刺激性的药物，温服可减轻对胃肠道的刺激。

② 热服　解表药、寒证用药均宜热服，以助药力；真热假寒证患者宜寒药热服。

③ 冷服　呕吐患者用药或中毒患者用药均宜冷服；热证患者用寒药亦可冷服；真寒假热证患者宜热药冷服。

此外，对易于恶心、呕吐而不能冷服的患者，宜在服药前，先嚼一片生姜或橘皮，以防止呕吐。

（2）服药频次

① 分服　即一日 1 剂中药，分 2～3 次服用。老年人和小儿服药困难的也可以采用少量多次或者浓煎后服用。

② 顿服　病情较急的患者，煎好后立即一次服下，取急病急治之意。一般高热症、传染性病症、小儿急症都适合采用此法。

③ 频服　咽喉病症者、呕吐病症者宜采用此法。缓慢服药，能使汤药充分接触患处，起效较快。

④ 连服　是在 1 日内连续给数剂汤药的服用方法。常用于高热、中风、瘀证及其他病情较重的患者。

（3）服药时间　服药时间应根据肠胃情况、病情需要及药物特性来确定。

① 空腹服　适用于峻下药、攻积导滞药、驱虫药等。

② 饭前服　适用于多数药，尤其是补虚药和治疗胃肠道疾病的药物。

③ 饭后服　适用于消食健胃药或对胃肠道有刺激的药物。

无论饭前服或饭后服，服药与进食都应间隔 0.5～1 小时，以免影响药物与食物的消化吸收，妨碍药效的发挥。

④ 睡前服　为了充分发挥药效，有些药物宜睡前服。如安神药宜睡前 1 小时服，以便安眠；涩精止遗药宜在临睡时服，以便治疗滑精、梦遗；缓下药宜在睡前服，以便翌日清晨排便。

⑤ 定时服　有些疾病定时而发，只有在发病前服药才能发挥疗效，如治疟药宜在发病前 2～3 小时服。

⑥ 不拘时服　疾病、重病应不拘时服药。

⑦ 遵医嘱服　特殊方剂应遵医嘱服。

总之，中药汤剂一般每日分 2～3 次服用。重症者可每 4 小时服 1 次，昼夜不停，使药力持续，顿挫病势。病缓者可 2 日 1 剂或煎汤代茶饮，以图缓治。但汤剂具体的服用时间、服用次数、服用温度都要根据患者病情情况和药物的性质来定，以尽量发挥药物的预防和治疗作用、减少药物不良反应为原则。

（4）服药剂量　为了保证煎药质量，除加水量、煎煮火候及时间要严格按照规定操作外，对汤剂的服用量也有相应的规定：

① 成人服用量一般每次 150～200mL；每日 2～3 次。

② 新生儿服用量为成人量的 1/6；1～3 岁服用量为成人量的 1/5；3～7 岁服用量为成人量的 1/3；7～12 岁服用量为成人量的一半；12 岁以上服用量为成人量。

应注意的是，小儿服药，药液宜浓缩，以少量多次为好，不要急速灌服，以免呛咳。对病情危重者，应遵照医嘱服药。

（5）服药时的饮食禁忌

① 服用中药时一般宜少食豆类、肉类、生冷及其他不易消化的食物，以免增加消化负担，影响健康的恢复。还要忌茶、忌糖、忌奶、忌咖啡、忌酒。

② 热性疾病患者，应禁食或少食酒类、鱼类、肉类等食物。因酒类、辣味食物性热，鱼类、肉类食物厚腻易生热、生痰，食后助长病邪，使病情加重。

③ 服解表药、透疹药时，宜少食生冷及酸辣食物。因冷物、酸味均有收敛作用，有碍于药物解表、透疹作用的发挥。

④ 服温补药时，应少饮茶，少吃萝卜。因茶叶、萝卜的凉性及下气作用能降低药物温补脾胃的功效。

2. 外用药

汤剂外用，可熏洗疮痈、痒疹和赤眼。其用药次数可根据其功效和所治病症而决定，一般可每日 2～3 次。

二、贮存保管

贮存保管具体要分两个方面：自煎中药饮片的贮存及煎液的保存，代煎后中药煎液的保存。

1. 自煎中药饮片的贮存及煎液的保存

中药饮片中主要含有水分、无机物、色素、蛋白质、糖类、油脂、鞣质、挥发油、树脂、生物碱等。中药饮片如果保存不当，受外界环境和自然条件的影响，常发生虫蛀、霉变、变色、泛油、风化等中药变异现象，严重影响药物的质量和疗效。因此必须重视中药的贮存，保证药物使用的安全有效。一般中药饮片都是用防潮的牛皮纸包装，患者在回家后要注意必须存放在避光、干燥、阴凉、儿童不易取到的地方。中药最适合的贮存温度为 15～20℃，温度过高或过低都可能导致药材变质。最适宜的湿度是 35%～75%，若空气中的水分含量稀少会导致晶体类中药风化，若空气中的湿度过高则会导致草本或木本药材霉变，甚至出现腐烂的现象。对含盐类的药物来说，很容易出现潮解等现象，进而影响中药质量。

中药煎煮后的药液必须尽快服用，如有特殊情况，需分多次服用时，必须放在密闭容器中后放置在冰箱中。放置冰箱后取出服用必须再次加热。原则上不能隔夜服用。

2. 代煎后中药煎液的保存

机器代煎中药液的保存时间，常温下一般为 7～10 天，阴凉环境中最多为 1 个月。保存时改变保存温度后应尽快服用。如煎液包从冰箱中取出后，温度发生改变会使煎液包中药液性状发生改变，必须尽快加热后服用。

三、注意事项

部分患者习惯将自煎药液分次甚至留待次日服用，这种方法从医疗卫生角度考虑是不可取的。中药中含有淀粉、糖类、维生素、挥发油、氨基酸、蛋白质和各种酶、微量元素等各种成分，煎煮时这些成分大部分已经溶解在汤药中。如果过夜服用或者存放时间过久，不但药效减低，而且会因空气、温度、时间、细菌等因素的影响，使药液中的酶分解减效、细菌滋生、淀粉和糖类发酵分解，以致药液发酸变质，影响疗效，还对人体健康不利。机器煎煮的汤剂，由于密闭真空包装，尚可过夜服用，但服用前一定要加热，出现鼓包情况一定不能服用。

另外，中药复方的汤剂其化学成分比较复杂。有些成分在加热过程中溶于水，但冷却后又会析出沉淀；有些成分相互作用后形成复合物，在热时溶于水，冷时则逐渐析出沉淀；有些成分经水解、氧化、聚合等化学作用，逐渐变成不溶物析出；还有胶态成分或者混悬体，经凝聚也会产生沉淀。因此，汤剂在服用时应摇匀后服用，切勿只服用上层清液。

？　　　　【思考与练习】

1. 中药煎煮的容器有哪些？
2. 简述中药煎煮在整个治疗过程中的重要性。
3. 中药煎煮过程中需要特殊处理的药材有哪些？需要如何处理？
4. 简述中药煎煮的基本流程。
5. 简述中药汤剂服用过程中应该注意哪些方面。

第八章

常见中药的
鉴别

常见中药的鉴别是建立在中药鉴定学基础上的一项重要专业技能。中药鉴定学是鉴定和研究中药的品种和质量、制定中药标准、寻找和扩大新药源的应用学科。在继承中医药学遗产和传统鉴别经验的基础上，运用现代自然科学的理论知识和技术方法，研究和讨论中药鉴别的方法、质量标准及寻找新药等理论和实践问题。

第一节　中药鉴别简介

学习目标

1. 能知晓中药鉴别的方法和意义。
2. 能熟记中药鉴别的常用术语。

一、中药鉴别的方法

中药鉴别的常用方法包括来源鉴别、性状鉴别、显微鉴别和理化鉴别等。在日常调剂工作中最常应用的是性状鉴别，它是通过眼观、手摸、鼻闻、口尝、水试、火试等十分简便的方法来鉴别药材的外观性状，具有简单、易行、迅速的特点。性状鉴别内容包括形状、大小、颜色、气味、表面、断面、质地、水试和火试等。

二、中药鉴别的常用术语

中药鉴别的常用术语是一种简便、快捷、实用、可靠的鉴别手段，是中药从业人员在长期实践中总结出的经验鉴别术语。这些术语形象生动，言简意明，详见表8-1。

表 8-1　中药鉴别的常用术语

术语	解析
云锦状花纹	何首乌横切面皮部有 4～11 个类圆形异型维管束环列,形成"云锦状花纹"
罗盘纹	商陆根横切面有数轮凹凸不平的同心排列环纹,形似罗盘,俗称"罗盘纹"
砂眼	银柴胡表面多具孔穴状或盘状凹陷,习称"砂眼"
珍珠盘	银柴胡根头部有密集的呈疣状突起的芽苞、茎或根茎的残基,习称"珍珠盘"
过桥	黄连表面有不规则结节状隆起、须根及须根残基,有的节间表面平滑如茎秆,习称"过桥"
芦头	指根类药材顶端的短根茎,如人参
芦碗	指芦头上的圆形或半圆形的凹陷状茎痕,如人参
疙瘩钉	白芷表面具有纵皱纹,可见皮孔样横向突起,习称"疙瘩疔"
蚯蚓头	药材根头部有明显密集的环纹,习称"蚯蚓头",如防风
菊花心	药材横切面的形成层环纹及放射状纹理,习称"菊花心",如甘草

续表

术语	解析
金井玉栏	指根及根茎类药材断面形成层环明显,中心木部呈淡黄色(金井),皮部呈黄白色(玉栏),如桔梗
狮子盘头	党参根头部有多数疣状突起的茎痕及芽,每个茎痕的顶端呈凹下的圆点状,习称"狮子盘头"
油头	川木香的根头部常有黑色发黏的胶状物,习称"油头"或"糊头"
朱砂点	茅苍术断面上散在的多数橙黄色或棕红色油点,即油室,习称"朱砂点"
起霜	茅苍术暴露稍久,可析出白色细针状结晶,习称"起霜"
怀中抱月	松贝的外层鳞叶 2 瓣,大小悬殊,大瓣紧抱小瓣,未抱部分呈新月形,习称"怀中抱月"
虎皮斑	炉贝表面具有棕色斑点,习称"虎皮斑"
金包头	毛知母顶端有残留的浅黄色叶痕及茎痕,习称"金包头"
鹦哥嘴	天麻(冬麻)顶端有红棕色至深棕色鹦嘴状的干枯芽苞,习称"鹦哥嘴"或"红小辫"
肚脐眼	指天麻底部圆脐状的凹疤痕,是自母麻脱落后留下的疤痕,又称"凹肚脐"
当门子	为麝香仁中不规则圆球形或颗粒状者的习称,表面多呈紫黑色,油润光亮,微有麻纹,断面呈深棕色或黄棕色
冒槽	取毛壳麝香用特制槽针从囊孔插入,转动槽针,提取麝香仁,立即检视,槽内的麝香仁应有逐渐膨胀高出槽面的现象,习称"冒槽"
翘鼻头	蕲蛇头在中间稍向上,呈三角形而扁平,吻端向上,习称"翘鼻头"
方胜纹	蕲蛇背部两侧各有黑褐色与浅棕色组成的"V"形斑纹 17～25 个,其"V"形的两上端在背中线上相接,习称"方胜纹"
连珠斑	蕲蛇腹部有黑色类圆形的斑点,习称"连珠斑"
佛指甲	蕲蛇尾部骤细,末端有三角形深灰色的角质鳞一枚,习称"佛指甲"
乌金衣	牛黄表面黄红色至棕黄色,有的表面挂有一层黑色光亮的薄膜,习称"乌金衣"
挂甲	牛黄用清水调和涂于指甲上,能将指甲染成黄色并经久不褪,习称"挂甲"
通天眼	羚羊角无骨塞部分的中心有一条隐约可辨的细孔道直通角尖,习称"通天眼"
二杠	指具有一个分枝的花鹿茸,主枝习称"大挺"
单门	指有一个侧枝的马鹿茸
莲花	指有两个侧枝的马鹿茸
星点	指大黄根茎横断面可见的暗红色放射状小点,环列或散在,如星星点缀,其为大黄根茎髓部的异型维管束,放射状纹理是异型维管束的射线
剑脊	指乌梢蛇的脊部高耸成屋脊状,俗称"剑脊"
白颈	蚯蚓第 14～16 环节为生殖带,习称"白颈"
连三朵	款冬花 2～3 个未开放头状花序基部连生,习称"连三朵"
钉头	赭石上有圆形的突起,习称"钉头"

三、中药鉴别的意义

随着中药事业的快速发展，中药材品种逐渐增多，市场以伪充真、以劣充好、真伪混杂的现象也相对增多，严重影响了中药材的质量和疗效，进而危害人民的身体健康，因此掌握基本的中药鉴别方法和技能，判断中药材和饮片的真伪和优劣，直接关系到治疗效果，是临床药物安全有效、人民健康的保证。

第二节　常见中药的鉴别特征

学习目标

1. 能知晓根及根茎类、茎木类、皮类、叶类、花类、果实及种子类、全草类、动物类、矿物类及其他类中药常用品种的来源和用药部位。
2. 能熟记根及根茎类、茎木类、皮类、叶类、花类、果实及种子类、全草类、动物类、矿物类及其他类中药常用品种的鉴别特征和功能。

一、根及根茎类药材

1. 鉴别检识要点

根与根茎是两种不同的植物器官，其形状特征各有不同。因其多生长在地下，有相似之处，因而根及根茎类药材习惯放在一起归为一类。根及根茎类药材有的是根及根茎同时入药，如大黄、丹参；有的是根入药，如白芍、黄芪；有的是根茎入药，如川芎、玉竹等。识别此类药材，除了要观察它的形状、颜色、质地、气味外，还要特别注意切面的主要特征。

2. 常用品种的检识

白　芍

【来源】本品为毛茛科植物芍药的干燥根。

【性状】本品呈圆柱形，平直或稍弯曲，两端平截，长 5～18cm，直径 1～2.5cm。表面类白色或淡棕红色，光洁或有纵皱纹及细根痕，偶有残存的棕褐色外皮。质坚实，不易折断。断面较平坦，类白色或微带棕红色，形成层环明显，射线放射状。气微，味微苦、酸。

【功能】养血调经，敛阴止汗，柔肝止痛，平抑肝阳。

【饮片】本品饮片呈类圆形的薄片。表面淡棕红色或类白色，平滑。切面类白色或微带棕红色，形成层环明显，可见稍隆起的筋脉纹呈放射状排列。气微，味微苦、酸。

赤　芍

【来源】本品为毛茛科植物芍药或川赤芍的干燥根。

【性状】本品呈圆柱形,稍弯曲,长5～40cm,直径0.5～3cm。表面棕褐色,粗糙,有纵沟和皱纹,并有须根痕和横长的皮孔样突起,有的外皮易脱落。质硬而脆,易折断。断面粉白色或粉红色,皮部窄,木质部放射状纹理明显,有的有裂隙。气微香,味微苦、酸涩。

【功能】清热凉血,散瘀止痛。

【饮片】本品饮片为类圆形切片,外表皮棕褐色。切面粉白色或粉红色,皮部窄,木质部放射状纹理明显,有的有裂隙。

黄　芪

【来源】本品为豆科植物蒙古黄芪或膜荚黄芪的干燥根。

【性状】本品呈圆柱形,有的有分枝,上端较粗,长30～90cm,直径1～3.5cm。表面淡棕黄色或淡棕褐色,有不整齐的纵皱纹或纵沟。质硬而韧,不易折断。断面纤维性强,并显粉性,皮部黄白色,木质部淡黄色、有放射状纹理和裂隙;老根中心偶呈枯朽状,黑褐色或呈空洞状。气微,味微甜,嚼之微有豆腥味。

【功能】补气升阳,固表止汗,利水消肿,生津养血,行滞通痹,托毒排脓,敛疮生肌。

【饮片】本品饮片呈类圆形或椭圆形的厚片,外表皮黄白色至淡棕褐色,可见纵皱纹或纵沟。切面皮部黄白色,木质部淡黄色、有放射状纹理及裂隙;有的中心偶呈枯朽状,黑褐色或呈空洞状。气微,味微甜,嚼之有豆腥味。

木　香

【来源】本品为菊科植物木香的干燥根。

【性状】本品呈圆柱形或半圆柱形,长5～10cm,直径0.5～5cm。表面黄棕色至灰褐色,有明显的皱纹、纵沟及侧根痕。质坚,不易折断。断面灰褐色至暗褐色,周边灰黄色或浅棕黄色,形成层环棕色,有放射状纹理及散在的褐色点状油室。气香特异,味微苦。

【功能】行气止痛,健脾消食。

【饮片】本品饮片呈类圆形或不规则的厚片。外表皮黄棕色至灰褐色,有纵皱纹。切面棕黄色至棕褐色,中部有明显菊花心状的放射纹理,形成层环棕色,褐色油点(油室)散在。气香特异,味微苦。

白 芷

【来源】本品为伞形科植物白芷或杭白芷的干燥根。

【性状】本品呈长圆锥形，长 10～25cm，直径 1.5～2.5cm。表面灰棕色或黄棕色，根头部呈钝四棱形或近圆形，具纵皱纹、支根痕及皮孔样的横向突起，有的排列成四纵行。顶端有凹陷的茎痕。质坚实。断面白色或灰白色，粉性，形成层环棕色，近方形或近圆形，皮部有多数棕色油点散在。气芳香，味辛、微苦。

【功能】解表散寒，祛风止痛，宣通鼻窍，燥湿止带，消肿排脓。

【饮片】本品饮片呈类圆形的厚片。外表皮灰棕色或黄棕色。切面白色或灰白色，具粉性，形成层环棕色，近方形或近圆形，皮部散有多数棕色油点。气芳香，味辛、微苦。

当 归

【来源】本品为伞形科植物当归的干燥根。

【性状】本品略呈圆柱形，下部有支根 3～5 条或更多，长 15～25cm。表面浅棕色至棕褐色，具纵皱纹和横长皮孔样突起。根头（归头）直径 1.5～4cm，具环纹，上端圆钝，或具数个明显突出的根茎痕，有紫色或黄绿色的茎和叶鞘的残基；主根（归身）表面凹凸不平；支根（归尾）直径 0.3～1cm，上粗下细，多扭曲，有少数须根痕。质柔韧。断面黄白色或淡黄棕色，皮部厚、有裂隙和多数棕色点状分泌腔，木质部色较淡，形成层环黄棕色。有浓郁的香气，味甘、辛、微苦。

【功能】补血活血，调经止痛，润肠通便。

【饮片】本品饮片呈类圆形、椭圆形或不规则薄片。外表皮浅棕色至棕褐色。切面浅棕黄色或黄白色，平坦，有裂隙，中间有浅棕色的形成层环，并有多数棕色的油点。香气浓郁，味甘、辛、微苦。

防 风

【来源】本品为伞形科植物防风的干燥根。

【性状】本品呈长圆锥形或长圆柱形，下部渐细，有的略弯曲，长 15～30cm，直径 0.5～2cm。表面灰棕色或棕褐色，粗糙，有纵皱纹、多数横长皮孔样突起及点状的细根痕。根头部有明显密集的环纹，称"蚯蚓头"，有的环纹上残存棕褐色毛状叶基。体轻，质松，易折断。断面不平坦，皮部棕黄色至棕色、有裂隙，木质部黄色。气特异，味微甘。

【功能】祛风解表，胜湿止痛，止痉。

【饮片】本品饮片为圆形或椭圆形的厚片。外表皮灰棕色或棕褐色，有纵皱纹，有的可见横长皮孔样突起、密集的环纹或残存的毛状叶基。切面皮部棕黄色至棕色、有裂隙，木质部黄色、具放射状纹理。气特异，味微甘。

独　活

【来源】本品为伞形科植物重齿毛当归的干燥根。

【性状】本品根略呈圆柱形，下部有2～3分枝或更多，长10～30cm。根头部膨大，呈圆锥状，多横皱纹，直径1.5～3cm，顶端有茎、叶的残基或凹陷。表面灰褐色或棕褐色，具纵皱纹，有横长皮孔样突起及稍突起的细根痕。质较硬，受潮则变软。断面皮部灰白色、有多数散在的棕色油室，木质部灰黄色至黄棕色，形成层环棕色。有特异香气，味苦、辛，微麻舌。

【功能】祛风除湿，通痹止痛。

【饮片】本品饮片呈类圆形薄片。外表皮灰褐色或棕褐色，具皱纹。切面皮部灰白色至灰褐色、有多数散在棕色油点，木质部灰黄色至黄棕色，形成层环棕色。有特异香气。味苦、辛、微麻舌。

前　胡

【来源】本品为伞形科植物白花前胡的干燥根。

【性状】本品呈不规则的圆柱形、圆锥形或纺锤形，稍扭曲，下部常有分枝，长3～15cm，直径1～2cm。表面黑褐色或灰黄色，根头部多有茎痕和纤维状叶鞘残基，上端有密集的细环纹，下部有纵沟、纵皱纹及横向皮孔样突起。质较柔软，干者质硬，可折断。断面不整齐，淡黄白色，皮部散有多数棕黄色油点，形成层环纹棕色，射线放射状。气芳香，味微苦、辛。

【功能】降气化痰，散风清热。

【饮片】本品饮片呈类圆形或不规则形的薄片。外表皮黑褐色或灰黄色，有时可见残留的纤维状叶鞘残基。切面黄白色至淡黄色，皮部散有多数棕黄色油点，可见一棕色环纹及放射状纹理。气芳香，味微苦、辛。

川　牛　膝

【来源】本品为苋科植物川牛膝的干燥根。

【性状】本品呈近圆柱形，微扭曲，向下略细或有少数分枝，长30～60cm，直径0.5～3cm。表面黄棕色或灰褐色，具纵皱纹、支根痕和多数横长的皮孔样突起。质韧，不易折断，断面浅黄色或棕黄色，维管束点状，排列成数轮同心环。气微，味甜。

【功能】逐瘀通经，通利关节，利尿通淋。

【饮片】本品饮片呈圆形或椭圆形薄片。外表皮黄棕色或灰褐色。切面浅黄色至棕黄色。可见多数排列成数轮同心环的黄色点状维管束。气微，味甜。

牛　膝

【来源】本品为苋科植物牛膝的干燥根。

【性状】本品呈细长圆柱形，挺直或稍弯曲，长 15～70cm，直径 0.4～1cm。表面灰黄色或淡棕色，有微扭曲的细纵皱纹、排列稀疏的侧根痕和横长皮孔样的突起。质硬脆，易折断，受潮后变软。断面平坦，淡棕色，略呈角质样而油润，中心维管束木质部较大、黄白色，其外周散有多数黄白色点状维管束，断续排列成 2～4 轮。气微，味微甜而稍苦涩。

【功能】逐瘀通经，补肝肾，强筋骨，利尿通淋，引血下行。

【饮片】本品饮片呈圆柱形的段。外表皮灰黄色或淡棕色，有微细的纵皱纹及横长皮孔。质硬脆，易折断，受潮变软。切面平坦，淡棕色或棕色，略呈角质样而油润，中心维管束木质部较大、黄白色，其外围散有多数黄白色点状维管束，断续排列成 2～4 轮。气微，味微甜而稍苦涩。

玄　参

【来源】本品为玄参科植物玄参的干燥根。

【性状】本品呈类圆柱形，中间略粗或上粗下细，有的微弯曲，长 6～20cm，直径 1～3cm。表面灰黄色或灰褐色，有不规则的纵沟、横长皮孔样突起和稀疏的横裂纹和须根痕。质坚实，不易折断。断面黑色，微有光泽。气特异似焦糖，味甘、微苦。

【功能】清热凉血，滋阴降火，解毒散结。

【饮片】本品饮片呈类圆形或椭圆形的薄片。外表皮灰黄色或灰褐色。切面黑色，微有光泽，有的具裂隙。气特异似焦糖，味甘、微苦。

黄　芩

【来源】本品为唇形科植物黄芩的干燥根。

【性状】本品呈圆锥形，扭曲，长 8～25cm，直径 1～3cm。表面棕黄色或深黄色，有稀疏的疣状细根痕，上部较粗糙，有扭曲的纵皱纹或不规则的网纹，下部有顺纹和细皱纹。质硬而脆，易折断。断面黄色，中心红棕色；老根中心呈枯朽状或中空，暗棕色或棕黑色。气微，味苦。栽培品较细长，多有分枝；表面浅黄棕色，外皮紧贴，纵皱纹较细腻；断面黄色或浅黄色，略呈角质样；味微苦。

【功能】清热燥湿，泻火解毒，止血，安胎。

【饮片】本品饮片为类圆形或不规则形薄片。外表皮黄棕色或棕褐色。切面黄棕色或黄绿色，具放射状纹理。

何首乌

【来源】本品为蓼科植物何首乌的干燥块根。

【性状】本品呈团块状或不规则纺锤形，长 6～15cm。直径 4～12cm。表面红棕色或红褐色，皱缩不平，有浅沟，并有横长皮孔样突起和细根痕。体重，质坚实，不易折断。断面浅黄棕色或浅红棕色，显粉性；皮部有 4～11 个类圆形异型维管束环列，形成云锦状花纹；中央木质部较大，有的呈木心。气微，味微苦而甘涩。

【功能】解毒，消痈，截疟，润肠通便。

【饮片】本品饮片呈不规则的厚片或块。外表皮红棕色或红褐色，皱缩不平，有浅沟，并有横长皮孔样突起及细根痕。切面浅黄棕色或浅红棕色，显粉性；横切面有的皮部可见云锦状花纹，中央木质部较大，有的呈木心。气微，味微苦而甘涩。

地黄

【来源】本品为玄参科植物地黄的新鲜或干燥块根。

【性状】鲜地黄呈纺锤形或条状，长 8～24cm，直径 2～9cm。外皮薄，表面浅红黄色，具弯曲的纵皱纹、芽痕、横长皮孔样突起及不规则疤痕。肉质，易断。断面皮部淡黄白色，可见橘红色油点，木质部黄白色，导管呈放射状排列。气微，味微甜、微苦。

生地黄多呈不规则的团块状或长圆形，中间膨大，两端稍细，有的细小，长条状，稍扁而扭曲，长 6～12cm，直径 2～6cm。表面棕黑色或棕灰色，极皱缩，具不规则的横曲纹。体重，质较软而韧，不易折断。断面棕黑色或乌黑色，有光泽，具黏性。气微，味微甜。

【功能】鲜地黄清热生津、凉血、止血；生地黄清热凉血、养阴生津。

【饮片】本品饮片呈类圆形或不规则的厚片。外表皮棕黑色或棕灰色，极皱缩，具不规则的横曲纹。切面棕黑色或乌黑色，有光泽，具黏性。气微，味微甜。

麦冬

【来源】本品为百合科植物麦冬的干燥块根。

【性状】本品呈纺锤形，两端略尖，长 1.5～3cm，直径 0.3～0.6cm。表面淡黄色或灰黄色，有细纵纹。质柔韧。断面黄白色，半透明，中柱细小。气微香，味甘、微苦。

【功能】养阴生津，润肺清心。

【饮片】本品饮片形如麦冬药材，或为轧扁的纺锤形块片。表面淡黄色或灰黄色，有细纵纹。质柔韧。断面黄白色，半透明，中柱细小。气微香，味甘、微苦。

川　乌

【来源】本品为毛茛科植物乌头的干燥母根。

【性状】本品呈不规则的圆锥形，稍弯曲，顶端常有残茎，中部多向一侧膨大，长 2～7.5cm，直径 1.2～2.5cm。表面棕褐色或灰棕色，皱缩，有小瘤状侧根及子根脱离后的痕迹。质坚实。断面类白色或浅灰黄色，形成层环纹呈多角形。气微，味辛辣、麻舌。

【功能】祛风除湿，温经止痛。

【饮片】性状同药材。

附　子

【来源】本品为毛茛科植物乌头的子根的加工品。按加工方法制成"盐附子""黑顺片""白附片"。

【性状】盐附子呈圆锥形，长 4～7cm，直径 3～5cm。表面灰黑色，被盐霜，顶端有凹陷的芽痕，周围有瘤状突起的支根或支根痕。体重，横切面灰褐色，可见充满盐霜的小空隙和多角形形成层环纹，环纹内侧导管束排列不整齐。气微，味咸而麻，刺舌。

黑顺片为纵切片，上宽下窄，长 1.7～5cm，宽 0.9～3cm，厚 0.2～0.5cm。外皮黑褐色。切面暗黄色，油润具光泽，半透明状，并有纵向导管束。质硬而脆，断面角质样。气微，味淡。

白附片无外皮，黄白色，半透明，厚约 0.3cm。

【功能】回阳救逆，补火助阳，散寒止痛。

【饮片】附片（黑顺片、白附片）直接入药，性状同药材；淡附片为盐附子加工而成，呈纵切片，上宽下窄，长 1.7～5cm，宽 0.9～3cm，厚 0.2～0.5cm。外皮褐色。切面褐色，半透明，有纵向导管束。质硬，断面角质样。气微，味淡，口尝无麻舌感。

川　芎

【来源】本品为伞形科植物川芎的干燥根茎。

【性状】本品为不规则结节状拳形团块，直径 2～7cm。表面灰褐色或褐色，粗糙皱缩，有多数平行隆起的轮节，顶端有凹陷的类圆形茎痕，下侧及轮节上有多数小瘤状根痕。质坚实，不易折断。断面黄白色或灰黄色，有黄棕色的油室散在，形成层环呈波状。气浓香，味苦、辛，稍有麻舌感，微回甜。

【功能】活血行气，祛风止痛。

【饮片】本品为不规则蝴蝶形厚片，俗称"蝴蝶片"。外表皮灰褐色或褐色，有皱缩纹。切面黄白色或灰黄色，具有明显波状环纹或多角形纹理，有散在的黄棕色油点。质坚实。气浓香，味苦、辛，微回甜。

玉　竹

【来源】本品为百合科植物玉竹的干燥根茎。

【性状】本品呈长圆柱形，略扁，少有分枝，长 4～18cm，直径 0.3～1.6cm。表面黄白色或淡黄棕色，半透明，具纵皱纹和微隆起的环节，有白色圆点状的须根痕和圆盘状茎痕。质硬而脆或稍软，易折断，断面角质样或显颗粒性。气微，味甘，嚼之发黏。

【功能】养阴润燥，生津止渴。

【饮片】本品饮片呈不规则厚片或段。外表皮黄白色至淡黄棕色，半透明，有时可见环节。切面角质样或显颗粒性。气微，味甘，嚼之发黏。

白　术

【来源】本品为菊科植物白术的干燥根茎。

【性状】本品为不规则的肥厚团块，长 3～13cm，直径 1.5～7cm。表面灰黄色或灰棕色，有瘤状突起及断续的纵皱和沟纹，并有须根痕，顶端有残留茎基和芽痕。质坚硬，不易折断。断面不平坦，黄白色至淡棕色，有棕黄色的点状油室散在；烘干者断面角质样，色较深或有裂隙。气清香，味甘、微辛，嚼之略带黏性。

【功能】健脾益气，燥湿利水，止汗，安胎。

【饮片】本品饮片呈不规则的厚片。外表皮灰黄色或灰棕色。切面黄白色至淡棕色，有棕黄色的点状油室散在，木部具放射状纹理；烘干者切面角质样，色较深或有裂隙。气清香，味甘、微辛，嚼之略带黏性。

苍　术

【来源】本品为菊科植物茅苍术或北苍术的干燥根茎。

【性状】茅苍术呈不规则连珠状或结节状圆柱形，略弯曲，偶有分枝，长 3～10cm，直径 1～2cm。表面灰棕色，有皱纹、横曲纹及残留须根，顶端具茎痕或残留茎基。质坚实，断面黄白色或灰白色，有多数橙黄色或棕红色油室散在，暴露稍久，可析出白色细针状结晶。气香特异，味微甘、辛、苦。

北苍术呈疙瘩块状或结节状圆柱形，长 4～9cm，直径 1～4cm。表面黑棕色，除去外皮者黄棕色。质较疏松，断面有黄棕色油室散在。香气较淡，味辛、苦。

【功能】燥湿健脾，祛风散寒，明目。

【饮片】本品饮片呈不规则类圆形或条形厚片。外表皮灰棕色至黄棕色，有皱纹，有时可见根痕。切面黄白色或灰白色，有多数橙黄色或棕红色油室散在，习称"朱砂点"；有的可析出白色细针状结晶，习称"起霜"。气香特异，味微甘、辛、苦。

狗　脊

【来源】本品为蚌壳蕨科植物金毛狗脊的干燥根茎。

【性状】本品呈不规则的长块状，长 10～30cm，直径 2～10cm。表面深棕色，残留金黄色绒毛；上面有数个红棕色的木质叶柄；下面残存黑色细根。质坚硬，不易折断。无臭，味淡、微涩。生狗脊片呈不规则长条形或圆形，长 5～20cm，直径 2～10cm，厚 1.5～5mm；切面浅棕色，较平滑，近边缘 1～4mm 处有 1 条棕黄色隆起的木质部环纹或条纹，边缘不整齐，偶有金黄色绒毛残留；质脆，易折断，有粉性。熟狗脊片呈黑棕色，质坚硬。

【功能】祛风湿，补肝肾，强腰膝。

【饮片】性状同药材。

黄　连

【来源】本品为毛茛科植物黄连、三角叶黄连或云连的干燥根茎。以上三种分别习称"味连""雅连""云连"。

【性状】味连多集聚成簇，常弯曲，形如鸡爪，习称"鸡爪连"，单枝根茎长 3～6cm，直径 0.3～0.8cm。表面灰黄色或黄褐色，粗糙，有不规则结节状隆起、须根及须根残基；有的节间表面平滑如茎秆，习称"过桥"。上部多残留褐色鳞叶，顶端常留有残余的茎或叶柄。质硬。断面不整齐，皮部橙红色或暗棕色，木质部鲜黄色或橙黄色、呈放射状排列，髓部有的中空。气微，味极苦。

雅连多为单枝，略呈圆柱形，微弯曲，长 4～8cm，直径 0.5～1cm。"过桥"较长。顶端有少许残茎。

云连弯曲呈钩状，多为单枝，较细小。

【功能】清热燥湿，泻火解毒。

【饮片】黄连片呈不规则的薄片。外表皮灰黄色或黄褐色，粗糙，有细小的须根。切面或碎断面鲜黄色或红黄色，具放射状纹理。气微，味极苦。

白　及

【来源】本品为兰科植物白及的干燥块茎。

【性状】本品呈不规则扁圆形，多有 2～3 个爪状分枝，长 1.5～5cm，厚 0.5～1.5cm。表面灰白色或黄白色，有数圈同心环节和棕色点状须根痕，上面有突起的茎痕，下面有连接另一块茎的痕迹。质坚硬，不易折断。断面类白色，角质样。气微，味苦，嚼之有黏性。

【功能】收敛止血，消肿生肌。

【饮片】本品饮片呈不规则的薄片。外表皮灰白色或黄白色。切面类白色，角质样，半透明，维管束呈小点状、散生。质脆。气微，味苦，嚼之有黏性。

延 胡 索

【来源】本品为罂粟科植物延胡索的干燥块茎。

【性状】本品呈不规则的扁球形，直径 0.5～1.5cm。表面黄色或黄褐色，有不规则网状皱纹。顶端有略凹陷的茎痕，底部常有疙瘩状突起。质硬而脆。断面黄色，角质样，有蜡样光泽。气微，味苦。

【功能】活血，行气，止痛。

【饮片】本品饮片呈不规则的圆形厚片。外表皮黄色或黄褐色，有不规则细皱纹。切面黄色，角质样，具蜡样光泽。气微，味苦。

半 夏

【来源】本品为天南星科植物半夏的干燥块茎。

【性状】本品呈类球形，有的稍偏斜，直径 1～1.5cm。表面白色或浅黄色，顶端有凹陷的茎痕，周围密布麻点状根痕；下面钝圆，较光滑。质坚实。断面洁白，富粉性。气微，味辛辣、麻舌而刺喉。

【功能】燥湿化痰，降逆止呕，消痞散结。

大 黄

【来源】本品为蓼科植物掌叶大黄、唐古特大黄或药用大黄的干燥根和根茎。

【性状】本品呈类圆柱形、圆锥形、卵圆形或不规则块状，长 3～17cm，直径3～10cm。除尽外皮者表面黄棕色至红棕色，有的可见类白色网状纹理及"星点"（异型维管束）散在；残留的外皮棕褐色，多具绳孔及粗皱纹。质坚实，有的中心稍松软。断面淡红棕色或黄棕色，显颗粒性；根茎髓部宽广，有星点环列或散在；根木质部发达，具放射状纹理，形成层环明显，无星点。气清香，味苦而微涩，嚼之粘牙，有沙粒感。

【功能】泻下攻积，清热泻火，凉血解毒，逐瘀通经，利湿退黄。

【饮片】本品饮片呈不规则类圆形厚片或块，大小不等。外表皮黄棕色或棕褐色，有纵皱纹及疙瘩状隆起。切面黄棕色至淡红棕色，较平坦，有明显散在或排列成环的星点，有空隙。

丹 参

【来源】本品为唇形科植物丹参的干燥根和根茎。

【性状】本品根茎短粗，顶端有时残留茎基。根数条，呈长圆柱形，略弯曲，有的分枝并具须状细根，长 10～20cm，直径 0.3～1cm。表面棕红色或暗棕红色，粗糙，具纵皱纹。老根外皮疏松，多显紫棕色，常呈鳞片状剥落。质硬而脆。断面疏松，有裂隙或略平整而致密；皮部棕红色；木质部灰黄色或紫褐色，导管束黄白色，呈放射状排列。气微，味微苦涩。

栽培品较粗壮，直径 0.5～1.5cm。表面红棕色，具纵皱纹，外皮紧贴不易剥落。质坚实。断面较平整，略呈角质样。

【功能】活血祛瘀，通经止痛，清心除烦，凉血消痈。

【饮片】本品饮片呈类圆形或椭圆形的厚片。外表皮棕红色或暗棕红色，粗糙，具纵皱纹。切面有裂隙或略平整而致密，有的呈角质样，皮部棕红色，木质部灰黄色或紫褐色、有黄白色放射状纹理。气微，味微苦涩。

细 辛

【来源】本品为马兜铃科植物北细辛、汉城细辛或华细辛的干燥根和根茎。前两种习称"辽细辛"。

【性状】北细辛常卷曲成团。根茎横生，呈不规则圆柱状，具短分枝，长 1～10cm，直径 0.2～0.4cm；表面灰棕色，粗糙，有环形的节，节间长 0.2～0.3cm，分枝顶端有碗状的茎痕。根细长，密生节上，长 10～20cm，直径 0.1cm；表面灰黄色，平滑或具纵皱纹；有须根和须根痕。质脆，易折断。断面平坦，黄白色或白色。气辛香，味辛辣、麻舌。

汉城细辛根茎直径 0.1～0.5cm，节间长 0.1～1cm。

华细辛根茎长 5～20cm，直径 0.1～0.2cm，节间长 0.2～1cm。气味较弱。

【功能】解表散寒，祛风止痛，通窍，温肺化饮。

【饮片】本品饮片呈不规则的段。根茎呈不规则圆形，外表皮灰棕色，有时可见环形的节。根细，表面灰黄色，平滑或具纵皱纹。切面黄白色或白色。气辛香，味辛辣、麻舌。

浙 贝 母

【来源】本品为百合科植物浙贝母的干燥鳞茎。产地加工时按大小分开，大者除去芯芽，习称"大贝"；小者不去芯芽，习称"珠贝"。分别撞擦，除去外皮，拌以煅过的贝壳粉，吸去擦出的浆汁，干燥；或取鳞茎，大小分开，洗净，除去芯芽，趁鲜切成厚片，洗净，干燥，习称"浙贝片"。

【性状】大贝为鳞茎外层的单瓣鳞叶，略呈新月形，高 1～2cm，直径 2～3.5cm。外表面类白色至淡黄色，内表面白色或淡棕色，被有白色粉末。质硬而脆，易折断。断面白色至黄白色，富粉性。气微，味微苦。

珠贝为完整的鳞茎，呈扁圆形，高 1～1.5cm，直径 1～2.5cm。表面类白色，外层鳞叶 2 瓣，肥厚，略似肾形，互相抱合，内有小鳞叶 2～3 枚和干缩的残茎。

浙贝片为鳞茎外层的单瓣鳞叶切成的片，呈椭圆形或类圆形，直径 1～2cm，边缘表面淡黄色。切面平坦，粉白色。质脆，易折断。断面粉白色，富粉性。

【功能】清热化痰止咳，解毒散结消痈。

百 合

【来源】本品为百合科植物卷丹、百合或细叶百合的干燥肉质鳞叶。

【性状】本品呈长椭圆形，长 2～5cm，宽 1～2cm，中部厚 1.3～4mm。表面黄白色至淡棕黄色，有的微带紫色，有数条纵直平行的白色维管束。顶端稍尖，基部较宽，边缘薄，微波状，略向内弯曲。质硬而脆。断面较平坦，角质样。气微，味微苦。

【功能】养阴润肺，清心安神。

二、茎木类药材

1. 鉴别检识要点

茎木类药材一般分为茎类药材和木类药材，它的药用部位包括有：茎枝（如桂枝）、带叶茎枝（如槲寄生）、带钩茎枝（如钩藤）、藤茎（如鸡血藤）、心材（如苏木）、茎髓（如通草）等。饮片多为段状、片状或不规则碎块。鉴别时注意观察形态、颜色、大小、粗细和质地、切面或折断面的特征、气味等；带叶的饮片还要注意叶的形态、气味、颜色、质地等。

2. 常用品种的检识

鸡 血 藤

【来源】本品为豆科植物密花豆的干燥藤茎。

【性状】本品为椭圆形、长矩圆形或不规则的斜切片，厚 0.3～1cm。栓皮灰棕色，有的可见灰白色斑，栓皮脱落处显红棕色。质坚硬。切面木质部红棕色或棕色，导管孔多数；韧皮部有树脂状分泌物呈红棕色至黑棕色，与木质部相间排列呈数个同心性椭圆形环或偏心性半圆形环；髓部偏向一侧。气微，味涩。

【功能】活血补血，调经止痛，舒筋活络。

钩 藤

【来源】本品为茜草科植物钩藤、大叶钩藤、毛钩藤、华钩藤或无柄果钩藤的干燥带钩茎枝。

【性状】本品茎枝呈圆柱形或类方柱形，长 2～3cm，直径 0.2～0.5cm。表面红棕色至紫红色者具细纵纹，光滑无毛；黄绿色至灰褐色者有的可见白色点状皮孔，被黄褐色柔毛。多数枝节上对生两个向下弯曲的钩（不育花序梗），或仅一侧有钩，另一侧为突起的疤痕；钩略扁或稍圆，先端细尖，基部较阔；钩基部的枝上可见叶柄脱落后的窝点状痕迹和环状的托叶痕。质坚韧。断面黄棕色，皮部纤维性，髓部黄白色或中空。气微，味淡。

【功能】息风定惊，清热平肝。

桂 枝

【来源】本品为樟科植物肉桂的干燥嫩枝。

【性状】本品呈长圆柱形，多分枝，长 30～75cm，粗端直径 0.3～1cm。表面红棕色至棕色，有纵棱线、细皱纹及小疙瘩状的叶痕、枝痕和芽痕，皮孔点状。质硬而脆，易折断。有特异香气，味甜、微辛，皮部味较浓。

【功能】发汗解肌，温通经脉，助阳化气，平冲降气。

【饮片】本品饮片呈类圆形或椭圆形的厚片。表面红棕色至棕色，有时可见点状皮孔或纵棱线。切面皮部红棕色，木质部黄白色或浅黄棕色，髓部呈类圆形或略呈方形。有特异香气，味甜、微辛。

槲 寄 生

【来源】本品为桑寄生科植物槲寄生的干燥带叶茎枝。

【性状】本品茎枝呈圆柱形，2～5 叉状分枝，长约 30cm，直径 0.3～1cm；表面黄绿色、金黄色或黄棕色，有纵皱纹；节膨大，节上有分枝或枝痕；体轻，质脆，易折断；断面不平坦，皮部黄色，木质部色较浅，射线放射状，髓部常偏向一边。叶对生于枝梢，易脱落，无柄；叶片呈长椭圆状披针形，长 2～7cm，宽 0.5～1.5cm；先端钝圆，基部楔形，全缘；表面黄绿色，有细皱纹，主脉 5 出，中间 3 条明显；革质。气微，味微苦，嚼之有黏性。

【功能】祛风湿，补肝肾，强筋骨，安胎元。

【饮片】本品饮片呈不规则的厚片。茎外皮黄绿色、黄棕色或棕褐色。切面皮部黄色，木质部浅黄色，有放射状纹理，髓部常偏向一边。叶片黄绿色或黄棕色，全缘，有细皱纹；革质。气微，味微苦，嚼之有黏性。

通 草

【来源】本品为五加科植物通脱木的干燥茎髓。

【性状】本品呈圆柱形，长 20～40cm，直径 1～2.5cm。表面白色或淡黄色，有浅纵沟纹。体轻，质松软，稍有弹性，易折断。断面平坦，显银白色光泽，中部有直径 0.3～1.5cm 的空心或半透明的薄膜，纵剖面呈梯状排列，实心者少见。气微，味淡。

【功能】清热利尿，通气下乳。

苏 木

【来源】本品为豆科植物苏木的干燥心材。

【性状】本品呈长圆柱形或对剖半圆柱形，长 10～100cm，直径 3～12cm。表面黄红色至棕红色，具刀削痕，常见纵向裂缝。质坚硬。断面略具光泽，年轮明显，有的可见暗棕色、质松、带亮星的髓部。气微，味微涩。

【功能】活血祛瘀，消肿止痛。

三、皮类药材

1. 鉴别检识要点

皮类药材通常分为树皮（包括干皮和枝皮）和根皮两类，有的应用树皮，如黄柏、合欢皮；有的应用根皮，如地骨皮、牡丹皮；有的树皮、根皮均应用，如椿皮。皮类中药饮片多为段状、丝状或不规则的块片状。鉴别时注意观察形状、内外表面和切面的颜色及特征、气味等。

2. 常用品种的检识

牡 丹 皮

【来源】本品为毛茛科植物牡丹的干燥根皮。秋季采挖根部，除去细根和泥沙，剥取根皮，晒干；或刮去粗皮，除去木心，晒干。前者习称连丹皮，后者习称刮丹皮。

【性状】连丹皮呈筒状或半筒状，有纵剖开的裂缝，略向内卷曲或张开，长 5～20cm，直径 0.5～1.2cm，厚 0.1～0.4cm。外表面灰褐色或黄褐色，有多数横长皮孔样突起和细根痕，栓皮脱落处粉红色；内表面淡灰黄色或浅棕色，有明显的细纵纹，常见发亮的结晶。质硬而脆，易折断。断面较平坦，淡粉红色，粉性。气芳香，味微苦而涩。

刮丹皮外表面有刮刀削痕，红棕色或淡灰黄色，有时可见灰褐色斑点状残存外皮。

【功能】清热凉血，活血化瘀。

【饮片】本品饮片呈圆形或卷曲形的薄片。连丹皮外表面灰褐色或黄褐色，栓皮脱落处粉红色；刮丹皮外表面红棕色或淡灰黄色。内表面有时可见发亮的结晶。切面淡粉红色，粉性。气芳香，味微苦而涩。

地 骨 皮

【来源】本品为茄科植物枸杞或宁夏枸杞的干燥根皮。

【性状】本品呈筒状或槽状，长 3～10cm，宽 0.5～1.5cm，厚 0.1～0.3cm。

外表面灰黄色至棕黄色，粗糙，有不规则纵裂纹，易呈鳞片状剥落。内表面黄白色至灰黄色，较平坦，有细纵纹。体轻，质脆，易折断。断面不平坦，外层黄棕色，内层灰白色。气微，味微甘而后苦。

【功能】凉血除蒸，清肺降火。

【饮片】本品饮片呈筒状或槽状，长短不一。外表面灰黄色至棕黄色，粗糙，有不规则纵裂纹，易呈鳞片状剥落。内表面黄白色至灰黄色，较平坦，有细纵纹。体轻，质脆，易折断。断面不平坦，外层黄棕色，内层灰白色。气微，味微甘而后苦。

黄　柏

【来源】本品为芸香科植物黄皮树的干燥树皮。习称"川黄柏"。

【性状】本品呈板片状或浅槽状，长宽不一，厚1～6mm。外表面黄褐色或黄棕色，平坦或具纵沟纹，有的可见皮孔痕及残存的灰褐色粗皮；内表面暗黄色或淡棕色，具细密的纵棱纹。体轻，质硬。断面纤维性，呈裂片状分层，深黄色。气微，味极苦，嚼之有黏性。

【功能】清热燥湿，泻火除蒸，解毒疗疮。

【饮片】本品饮片呈丝条状。外表面黄褐色或黄棕色；内表面暗黄色或淡棕色，具纵棱纹。切面纤维性，呈裂片状分层，深黄色。味极苦。

合　欢　皮

【来源】本品为豆科植物合欢的干燥树皮。

【性状】本品呈卷曲筒状或半筒状，长40～80cm，厚0.1～0.3cm。外表面灰棕色至灰褐色，稍有纵皱纹，有的成浅裂纹，密生明显的椭圆形横向皮孔，棕色或棕红色，偶有突起的横棱或较大的圆形枝痕，常附有地衣斑；内表面淡黄棕色或黄白色，平滑，有细密纵纹。质硬而脆，易折断。断面呈纤维性片状，淡黄棕色或黄白色。气微香，味淡、微涩、稍刺舌，而后喉头有不适感。

【功能】解郁安神，活血消肿。

【饮片】本品饮片呈弯曲的丝或块片状。外表面灰棕色至灰褐色，稍有纵皱纹，密生明显的椭圆形横向皮孔，棕色或棕红色；内表面淡黄棕色或黄白色，平滑，具细密纵纹。切面呈纤维性片状，淡黄棕色或黄白色。气微香，味淡、微涩、稍刺舌，而后喉头有不适感。

肉　桂

【来源】本品为樟科植物肉桂的干燥树皮。

【性状】本品呈槽状或卷筒状，长30～40cm，宽或直径3～10cm，厚0.2～0.8cm。外表面灰棕色，稍粗糙，有不规则的细皱纹和横向突起的皮孔，有的可见灰白色的斑纹；内表面红棕色，略平坦，有细纵纹，划之显油痕。质硬而脆，易折断。断面不平坦，外层棕色而较粗糙，内层红棕色而油润，两层间有1条黄棕色的线纹。气香浓烈，味甜、辣。

【功能】补火助阳，引火归原，散寒止痛，温通经脉。

杜 仲

【来源】本品为杜仲科植物杜仲的干燥树皮。

【性状】本品呈板片状或两边稍向内卷，大小不一，厚3～7mm。外表面淡棕色或灰褐色，有明显的皱纹或纵裂槽纹，有的树皮较薄，未去粗皮者可见明显的皮孔；内表面暗紫色，光滑。质脆，易折断。断面有细密、银白色、富弹性的橡胶丝相连。气微，味稍苦。

【功能】补肝肾，强筋骨，安胎。

【饮片】本品饮片呈小方块或丝状。外表面淡棕色或灰褐色，有明显的皱纹；内表面暗紫色，光滑。断面有细密、银白色、富弹性的橡胶丝相连。气微，味稍苦。

厚 朴

【来源】本品为木兰科植物厚朴或凹叶厚朴的干燥干皮、根皮及枝皮。

【性状】干皮呈卷筒状或双卷筒状，长30～35cm，厚0.2～0.7cm，习称"筒朴"；近根部的干皮一端展开如喇叭口，长13～25cm，厚0.3～0.8cm，习称"靴筒朴"。外表面灰棕色或灰褐色，粗糙，有时呈鳞片状，较易剥落，有明显椭圆形皮孔和纵皱纹，刮去粗皮者显黄棕色；内表面紫棕色或深紫褐色，较平滑，具细密纵纹，划之显油痕。质坚硬，不易折断。断面颗粒性，外层灰棕色，内层紫褐色或棕色，有油性，有的可见多数小亮星。气香，味辛辣、微苦。

根皮（根朴）呈单筒状或不规则块片；有的弯曲似鸡肠，习称"鸡肠朴"。质硬，较易折断，断面纤维性。

枝皮（枝朴）呈单筒状，长10～20cm，厚0.1～0.2cm。质脆，易折断，断面纤维性。

【功能】燥湿消痰，下气除满。

【饮片】本品饮片呈弯曲的丝条状或单、双卷筒状。外表面灰褐色，有时可见椭圆形皮孔或纵皱纹；内表面紫棕色或深紫褐色，较平滑，具细密纵纹，划之显油痕。切面颗粒性，有油性，有的可见小亮星。气香，味辛辣、微苦。

秦 皮

【来源】本品为木犀科植物苦枥白蜡树、白蜡树、尖叶白蜡树或宿柱白蜡树的干燥枝皮或干皮。

【性状】枝皮呈卷筒状或槽状，长 10～60cm，厚 1.5～3mm。外表面灰白色、灰棕色至黑棕色或相间呈斑状，平坦或稍粗糙，并有灰白色圆点状皮孔及细斜皱纹，有的具分枝痕；内表面黄白色或棕色，平滑。质硬而脆。断面纤维性，黄白色。气微，味苦。

干皮为长条状块片，厚 3～6mm。外表面灰棕色，具龟裂状沟纹及红棕色圆形或横长的皮孔。质坚硬，断面纤维性较强。

【功能】清热燥湿，收涩止痢，止带，明目。

【饮片】本品饮片为长短不一的丝条状。外表面灰白色、灰棕色或黑棕色。内表面黄白色或棕色，平滑。切面纤维性。质硬。气微，味苦。

四、叶类药材

1. 鉴别检识要点

叶类药材一般以完整而成熟的干燥叶入药，大多为单叶，如枇杷叶；少数为复叶的小叶，如番泻叶；也有的是带叶的枝梢，如侧柏叶。鉴别时需要润湿后展开观察，要注意形态（叶形、叶缘、叶基、叶端）、大小、颜色、气味、表面（上、下）、质地等，还要注意叶柄的形态、长短、叶鞘、托叶的有无及特征。

2. 常用品种的检识

大 青 叶

【来源】本品为十字花科植物菘蓝的干燥叶。

【性状】本品多皱缩卷曲，有的破碎。完整叶片展平后呈长椭圆形至长圆状倒披针形，长 5～20cm，宽 2～6cm。上表面暗灰绿色，有的可见色较深稍突起的小点；先端钝，全缘或呈微波状，基部狭窄下延至叶柄呈翼状；叶柄长 4～10cm，淡棕黄色。质脆。气微，味微酸、苦、涩。

【功能】清热解毒，凉血消斑。

【饮片】本品饮片为不规则的碎段。叶片暗灰绿色，叶上表面有的可见色较深稍突起的小点；叶柄碎片淡棕黄色。质脆。气微，味微酸、苦、涩。

枇 杷 叶

【来源】本品为蔷薇科植物枇杷的干燥叶。

【性状】本品呈长圆形或倒卵形，长 12～30cm，宽 4～9cm。先端尖，基部楔形，边缘有疏锯齿，近基部全缘。上表面灰绿色、黄棕色或红棕色，较光滑；下表面密被黄色绒毛，主脉于下表面显著突起，侧脉羽状；叶柄极短，被棕黄色绒毛。革质而脆，易折断。气微，味微苦。

【功能】清肺止咳，降逆止呕。

【饮片】本品饮片呈丝条状。上表面灰绿色、黄棕色或红棕色，较光滑；下表面可见绒毛，主脉突出。革质而脆。气微，味微苦。

番 泻 叶

【来源】本品为豆科植物狭叶番泻或尖叶番泻的干燥小叶。

【性状】狭叶番泻呈长卵形或卵状披针形，长 1.5～5cm，宽 0.4～2cm，叶端急尖，叶基稍不对称，全缘。上表面黄绿色，下表面浅黄绿色，无毛或近无毛，叶脉稍隆起。革质。气微弱而特异，味微苦，稍有黏性。

尖叶番泻呈披针形或长卵形，略卷曲，叶端短尖或微突，叶基不对称，两面均有细短毛茸。

【功能】泻热行滞，通便，利水。

侧 柏 叶

【来源】本品为柏科植物侧柏的干燥枝梢和叶。

【性状】本品多分枝，小枝扁平。叶细小呈鳞片状，交互对生，贴伏于枝上，深绿色或黄绿色。质脆，易折断。气清香，味苦涩、微辛。

【功能】凉血止血，化痰止咳，生发乌发。

【饮片】性状同药材。

五、花类药材

1. 鉴别检识要点

花类药材通常包括完整的花、花序或花的一部分。如开放的花（红花）、花蕾（金银花）、花序（菊花）、柱头（西红花）、花粉（蒲黄）等。多数花类饮片干缩、破碎，鉴别时要注意观察花和花蕾的特征，主要是观察萼片、花瓣、雄蕊、雌蕊的数目、形状、颜色、气味等；观察花序的特征，主要观察花序的种类与（总）苞片等；必要时可用水泡开观察或在放大镜下观察，以便识别。

2. 常用品种的检识

红 花

【来源】本品为菊科植物红花的干燥花。

【性状】本品为不带子房的管状花，长 1～2cm。表面红黄色或红色。花冠筒细长，先端 5 裂，裂片呈狭条形，长 5～8mm；雄蕊 5，花药聚合成筒状，黄白色；柱头呈长圆柱形，顶端微分叉。质柔软。气微香，味微苦。

【功能】活血通经，散瘀止痛。

月 季 花

【来源】本品为蔷薇科植物月季的干燥花。

【性状】本品呈类球形,直径 1.5～2.5cm。花托呈长圆形,萼片 5,暗绿色,先端尾尖;花瓣呈覆瓦状排列,有的散落,呈长圆形,紫红色或淡紫红色;雄蕊多数,黄色。体轻,质脆。气清香,味淡、微苦。

【功能】活血调经,疏肝解郁。

玫 瑰 花

【来源】本品为蔷薇科植物玫瑰的干燥花蕾。

【性状】本品略呈半球形或不规则团状,直径 0.7～1.5cm。残留花梗上被细柔毛,花托呈半球形,与花萼基部合生;萼片 5,披针形,黄绿色或棕绿色,被有细柔毛;花瓣多皱缩,展平后呈宽卵形,呈覆瓦状排列,紫红色,有的黄棕色;雄蕊多数,黄褐色;花柱多数,柱头在花托口集成头状,略突出,短于雄蕊。体轻,质脆。气芳香浓郁,味微苦涩。

【功能】行气解郁,和血,止痛。

金 银 花

【来源】本品为忍冬科植物忍冬的干燥花蕾或带初开的花。

【性状】本品呈棒状,上粗下细,略弯曲,长 2～3cm,上部直径约 3mm,下部直径约 1.5mm。表面黄白色或绿白色(贮久色渐深),密被短柔毛。偶见叶状苞片。花萼绿色,先端 5 裂,裂片有毛,长约 2mm。开放者花冠筒状,先端二唇形;雄蕊 5,附于筒壁,黄色;雌蕊 1,子房无毛。气清香,味淡、微苦。

【功能】清热解毒,疏散风热。

丁 香

【来源】本品为桃金娘科植物丁香的干燥花蕾。

【性状】本品略呈研棒状,长 1～2cm。花冠圆球形,直径 0.3～0.5cm;花瓣 4,呈覆瓦状抱合,棕褐色或褐黄色;花瓣内为雄蕊和花柱,搓碎后可见众多黄色细粒状的花药;萼筒圆柱状,略扁,有的稍弯曲,长 0.7～1.4cm,直径 0.3～0.6cm,红棕色或棕褐色,上部有 4 枚三角状的萼片,呈十字状分开。质坚实,富油性。气芳香浓烈,味辛辣,有麻舌感。

【功能】温中降逆,补肾助阳。

菊　花

【来源】本品为菊科植物菊的干燥头状花序。药材按产地和加工方法不同，分为"亳菊""滁菊""贡菊""杭菊""怀菊"。

【性状】亳菊呈倒圆锥形或圆筒形，有时稍压扁呈扇形，直径 1.5～3cm，离散。总苞碟状；总苞片 3～4 层，卵形或椭圆形，草质，黄绿色或褐绿色，外面被柔毛，边缘膜质。花托半球形，无托片或托毛。舌状花数层，雌性，位于外围，类白色，劲直，上举，纵向折缩，散生金黄色腺点；管状花多数，两性，位于中央，被舌状花所隐藏，黄色，顶端 5 齿裂。瘦果不发育，无冠毛。体轻，质柔润，干时松脆。气清香，味甘、微苦。

滁菊呈不规则球形或扁球形，直径 1.5～2.5cm。舌状花类白色，不规则扭曲，内卷，边缘皱缩，有时可见淡褐色腺点；管状花大多隐藏。

贡菊呈扁球形或不规则球形，直径 1.5～2.5cm。舌状花白色或类白色，斜升，上部反折，边缘稍内卷而皱缩，通常无腺点；管状花少，外露。

杭菊呈碟形或扁球形，直径 2.5～4cm，常数个相连成片。舌状花类白色或黄色，平展或微折叠，彼此粘连，通常无腺点；管状花多数，外露。

怀菊呈不规则球形或扁球形，直径 1.5～2.5cm。多数为舌状花，类白色或黄色，不规则扭曲，内卷，边缘皱缩，有时可见腺点；管状花大多隐藏。

【功能】散风清热，平肝明目，清热解毒。

蒲　黄

【来源】本品为香蒲科植物水烛香蒲、东方香蒲或同属植物的干燥花粉。

【性状】本品为黄色粉末。体轻，放入水中则漂浮在水面上。手捻有滑腻感，易附着在手指上。气微，味淡。

【功能】止血，化瘀，通淋。

【饮片】性状同药材。

六、果实及种子类药材

1. 鉴别检识要点

果实类药材大多数应用成熟或近成熟的果实，如五味子、吴茱萸；少数用幼果，如枳实；有的用果穗，如桑椹；还有的为果实的一部分，如陈皮（果皮）、山茱萸（果肉）、橘络（维管束）等。果实类饮片形状各异，有丝状、片状、不规则块状，也有完整的果实。鉴别时要注意观察饮片的形状、大小、颜色、表面（包括顶端和基部）、质地、切面（或破碎面）、气味及种子的颜色、形状、气味等。

种子类药材除应用种子外，有的应用假种皮，如龙眼肉；有的应用种皮，如绿豆衣；有的应用胚，如莲子心等。鉴别时注意观察形状、颜色、大小、表面特征

（种脐、合点）、质地、断面特征、气味等。鉴别较小种子时可用放大镜观察。

2.常用品种的检识

五 味 子

【来源】本品为木兰科植物五味子的干燥成熟果实，习称"北五味子"。

【性状】本品呈不规则的球形或扁球形，直径5～8mm。表面红色、紫红色或暗红色，皱缩，显油润；有的表面呈黑红色或出现"白霜"。果肉柔软。种子1～2，呈肾形，表面棕黄色，有光泽，种皮薄而脆。果肉气微，味酸；种子破碎后，有香气，味辛、微苦。

【功能】收敛固涩，益气生津，补肾宁心。

【饮片】性状同药材。

枸 杞 子

【来源】本品为茄科植物宁夏枸杞的干燥成熟果实。

【性状】本品呈类纺锤形或椭圆形，长6～20mm，直径3～10mm。表面红色或暗红色，顶端有小突起状的花柱痕，基部有白色的果梗痕。果皮柔韧，皱缩；果肉肉质，柔润。种子20～50粒，呈类肾形，扁而翘，长1.5～1.9mm，宽1～1.7mm，表面浅黄色或棕黄色。气微，味甜。

【功能】滋补肝肾，益精明目。

吴 茱 萸

【来源】本品为芸香科植物吴茱萸、石虎或疏毛吴茱萸的干燥近成熟果实。

【性状】本品呈球形或略呈五角状扁球形，直径2～5mm。表面暗黄绿色至褐色，粗糙，有多数点状突起或凹下的油点。顶端有五角星状的裂隙，基部残留被有黄色茸毛的果梗。质硬而脆，横切面可见子房5室，每室有淡黄色种子1粒。气芳香浓郁，味辛辣而苦。

【功能】散寒止痛，降逆止呕，助阳止泻。

【饮片】性状同药材。

枳 实

【来源】本品为芸香科植物酸橙及其栽培变种或甜橙的干燥幼果。

【性状】本品呈半球形，少数为球形，直径0.5～2.5cm。外果皮黑绿色或棕褐色，具颗粒状突起和皱纹，有明显的花柱残迹或果梗痕。切面中果皮略隆起，厚0.3～1.2cm，黄白色或黄褐色，边缘有1～2列油室，瓤囊棕褐色。质坚硬。气清香，味苦、微酸。

【功能】破气消积，化痰散痞。

【饮片】本品饮片呈不规则弧状条形或圆形薄片。切面外果皮黑绿色至暗棕绿色，中果皮部分黄白色至黄棕色，近外缘有1～2列点状油室，条片内侧或圆片中央具棕褐色瓤囊。气清香，味苦、微酸。

桑 椹

【来源】本品为桑科植物桑的干燥果穗。

【性状】本品为聚花果，由多数小瘦果集合而成，呈长圆形，长1～2cm，直径0.5～0.8cm。黄棕色、棕红色或暗紫色，有短果序梗。小瘦果卵圆形，稍扁，长约2mm，宽约1mm，外具肉质花被片4枚。气微，味微酸而甜。

【功能】滋阴补血，生津润燥。

山茱萸

【来源】本品为山茱萸科植物山茱萸的干燥成熟果肉。

【性状】本品呈不规则的片状或囊状，长1～1.5cm，宽0.5～1cm。表面紫红色至紫黑色，皱缩，有光泽；顶端有的有圆形宿萼痕，基部有果梗痕。质柔软。气微，味酸、涩、微苦。

【功能】补益肝肾，收涩固脱。

【饮片】性状同药材。

苦 杏 仁

【来源】本品为蔷薇科植物山杏、西伯利亚杏、东北杏或杏的干燥成熟种子。

【性状】本品呈扁心形，长1～1.9cm，宽0.8～1.5cm，厚0.5～0.8cm。表面黄棕色至深棕色，一端尖，另一端钝圆，肥厚，左右不对称，尖端一侧有短线形种脐，圆端合点处向上具多数深棕色的脉纹。种皮薄，子叶2，乳白色，富油性。气微，味苦。

【功能】降气止咳平喘，润肠通便。

【饮片】性状同药材。

桃 仁

【来源】本品为蔷薇科植物桃或山桃的干燥成熟种子。

【性状】桃仁呈扁长卵形，长1.2～1.8cm，宽0.8～1.2cm，厚0.2～0.4cm。表面黄棕色至红棕色，密布颗粒状突起；一端尖，中部膨大，另一端钝圆稍偏斜，边缘较薄；尖端侧有短线形种脐，圆端有颜色略深不甚明显的合点，自合点处散出多数纵向维管束。种皮薄，子叶2，类白色，富油性。气微，味微苦。

山桃仁呈类卵圆形，较小而肥厚，长约 0.9cm，宽约 0.7cm，厚约 0.5cm。

【功能】活血祛瘀，润肠通便，止咳平喘。

【饮片】性状同药材。

决 明 子

【来源】本品为豆科植物决明或小决明的干燥成熟种子。

【性状】决明略呈菱方形或短圆柱形，两端平行倾斜，长 3～7mm，宽 2～4mm。表面绿棕色或暗棕色，平滑有光泽；一端较平坦，另一端斜尖，背腹面各有 1 条突起的棱线，棱线两侧各有 1 条斜向对称而色较浅的线形凹纹。质坚硬，不易破碎。种皮薄，子叶 2，黄色，呈"S"形折曲并重叠。气微，味微苦。

小决明呈短圆柱形，较小，长 3～5mm，宽 2～3mm。表面棱线两侧各有 1 片宽广的浅黄棕色带。

【功能】清热明目，润肠通便。

【饮片】性状同药材。

薏 苡 仁

【来源】本品为禾本科植物薏苡的干燥成熟种仁。

【性状】本品呈宽卵形或长椭圆形，长 4～8mm，宽 3～6mm。表面乳白色，光滑，偶有残存的黄褐色种皮；一端钝圆，另一端较宽而微凹，有一个淡棕色点状种脐；背面圆凸，腹面有 1 条较宽而深的纵沟。质坚实。断面白色，粉性。气微，味微甜。

【功能】利水渗湿，健脾止泻，除痹，排脓，解毒散结。

【饮片】性状同药材。

龙 眼 肉

【来源】本品为无患子科植物龙眼的假种皮。

【性状】本品为纵向破裂的不规则薄片，或呈囊状，长约 1.5cm，宽 2～4cm，厚约 0.1cm，棕黄色至棕褐色，半透明。外表面皱缩不平，内表面光亮而有细纵皱纹。薄片者质柔润，囊状者质稍硬。气微香，味甜。

【功能】补益心脾，养血安神。

七、全草类药材

1. 鉴别检识要点

全草类药材多应用地上部分，如荆芥；也有的应用全草，如金钱草、蒲公英；还有的应用草质茎，如麻黄等。全草类饮片一般带有茎、叶、花、果实、种子等，多切成段状。鉴别时注意观察药材各种器官形态的不同（大小、颜色、气味、切面或折断面等），必要时用水湿润后观察。

2. 常用品种的检识

广金钱草

【来源】本品为豆科植物广金钱草的干燥地上部分。

【性状】本品茎呈圆柱形，长可达 1m；密被黄色伸展的短柔毛；质稍脆，断面中部有髓。叶互生，小叶 1 个或 3 个，呈圆形或矩圆形，直径 2～4cm；先端微凹，基部呈心形或钝圆形，全缘；上表面黄绿色或灰绿色、无毛，下表面具灰白色紧贴的绒毛，侧脉羽状。叶柄长 1～2cm，托叶 1 对，披针形，长约 0.8cm。气微香，味微甘。

【功能】利湿退黄，利尿通淋。

荆　芥

【来源】本品为唇形科植物荆芥的干燥地上部分。

【性状】本品茎呈方柱形，上部有分枝，长 50～80cm，直径 0.2～0.4cm；表面淡黄绿色或淡紫红色，被短柔毛；体轻，质脆，断面类白色。叶对生，多已脱落，叶片 3～5 羽状分裂，裂片细长。穗状轮伞花序顶生，长 2～9cm，直径约 0.7cm。花冠多脱落，宿萼钟状，先端 5 齿裂，淡棕色或黄绿色，被短柔毛。小坚果棕黑色。气芳香，味微涩而辛凉。

【功能】解表散风，透疹，消疮。

【饮片】本品饮片呈不规则的段。茎呈方柱形，表面淡黄绿色或淡紫红色，被短柔毛。切面类白色。叶多已脱落。穗状轮伞花序。气芳香，味微涩而辛凉。

薄　荷

【来源】本品为唇形科植物薄荷的干燥地上部分。

【性状】本品茎呈方柱形，有对生分枝，长 15～40cm，直径 0.2～0.4cm；表面紫棕色或淡绿色，棱角处具茸毛，节间长 2～5cm；质脆，断面白色，髓部中空。叶对生，有短柄；叶片皱缩卷曲，完整者展平后呈宽披针形、长椭圆形或卵形，长 2～7cm，宽 1～3cm；上表面深绿色，下表面灰绿色，稀被茸毛，有凹点状腺鳞。轮伞花序腋生，花萼呈钟状，先端 5 齿裂，花冠淡紫色。揉搓后有特殊清凉香气，味辛凉。

【功能】疏散风热，清利头目，利咽，透疹，疏肝行气。

【饮片】本品饮片呈不规则的段。茎呈方柱形，表面紫棕色或淡绿色，具纵棱线，棱角处具茸毛。切面白色，中空。叶多破碎，上表面深绿色，下表面灰绿色，稀被茸毛。轮伞花序腋生，花萼钟状，先端 5 齿裂，花冠淡紫色。揉搓后有特殊清凉香气，味辛凉。

茵 陈

【来源】本品为菊科植物滨蒿或茵陈蒿的干燥地上部分。春季采收的习称"绵茵陈"；秋季采割的称"花茵陈"。

【性状】绵茵陈多卷曲成团状，灰白色或灰绿色，全体密被白色茸毛，绵软如绒。茎细小，长 1.5～2.5cm，直径 0.1～0.2cm，除去表面白色茸毛后可见明显纵纹；质脆，易折断。叶具柄；叶片展平后呈一至三回羽状分裂，长 1～3cm，宽约 1cm；小裂片呈卵形或稍呈倒披针形、条形，先端锐尖。气清香，味微苦。

花茵陈茎呈圆柱形，多分枝，长 30～100cm，直径 2～8mm；表面淡紫色或紫色，有纵条纹，被短柔毛；体轻，质脆，断面类白色。叶密集，或多脱落；下部叶二至三回羽状深裂，裂片呈条形或细条形，两面密被白色柔毛；茎生叶一至二回羽状全裂，基部抱茎，裂片细丝状。头状花序呈卵形，多数集成圆锥状，长 1.2～1.5mm，直径 1～1.2mm，有短梗；总苞片 3～4 层，呈卵形，苞片 3 裂；外层雌花 6～10 个，可多达 15 个，内层两性花 2～10 个。瘦果呈长圆形，黄棕色。气芳香，味微苦。

【功能】清利湿热，利胆退黄。

金 钱 草

【来源】本品为报春花科植物过路黄的干燥全草。

【性状】本品常缠结成团，无毛或被疏柔毛。茎扭曲，表面棕色或暗棕红色，有纵纹，下部茎节上有时具须根，断面实心。叶对生，多皱缩，展平后呈宽卵形或心形，长 1～4cm，宽 1～5cm，基部微凹，全缘；上表面灰绿色或棕褐色，下表面色较浅，主脉明显突起，用水浸后，对光透视可见黑色或褐色条纹。叶柄长 1～4cm。有的带花，花黄色，单生叶腋，具长梗。蒴果呈球形。气微，味淡。

【功能】利湿退黄，利尿通淋，解毒消肿。

【饮片】本品饮片为不规则的段。茎棕色或暗棕红色，有纵纹，实心。叶对生，展平后呈宽卵形或心形，上表面灰绿色或棕褐色，下表面色较浅，主脉明显突出，用水浸后，对光透视可见黑色或褐色的条纹。偶见黄色花，单生叶腋。气微，味淡。

半 枝 莲

【来源】本品为唇形科植物半枝莲的干燥全草。

【性状】本品长 15～35cm，无毛或花轴上疏被毛。根纤细。茎丛生，较细，呈方柱形；表面暗紫色或棕绿色。叶对生，有短柄；叶片多皱缩，展平后呈三角状卵形或披针形，长 1.5～3cm，宽 0.5～1cm；先端钝，基部宽楔形，全缘或有少数不明显的钝齿；上表面暗绿色，下表面灰绿色。花单生于茎枝上部叶腋，花萼裂片钝或较圆；花冠呈二唇形，棕黄色或浅蓝紫色，长约 1.2cm，被毛。果实呈扁球形，浅棕色。气微，味微苦。

【功能】清热解毒，化瘀利尿。

【饮片】本品饮片呈不规则的段。茎呈方柱形，中空，表面暗紫色或棕绿色。叶对生，多破碎，上表面暗绿色，下表面灰绿色。花萼下唇裂片钝或较圆；花冠呈唇形，棕黄色或浅蓝紫色，被毛。果实呈扁球形，浅棕色。气微，味微苦。

蒲 公 英

【来源】本品为菊科植物蒲公英、碱地蒲公英或同属数种植物的干燥全草。

【性状】本品呈皱缩卷曲的团块。根呈圆锥状，多弯曲，长 3～7cm；表面棕褐色，抽皱；根头部有棕褐色或黄白色的茸毛，有的已脱落。叶基生，多皱缩破碎；完整叶片呈倒披针形，绿褐色或暗灰绿色，先端尖或钝，边缘有浅裂或羽状分裂，基部渐狭，下延呈柄状，下表面主脉明显。花茎一至数条，每条顶生头状花序，总苞片多层，内面一层较长；花冠黄褐色或淡黄白色。有的可见多数具白色冠毛的长椭圆形瘦果。气微，味微苦。

【功能】清热解毒，消肿散结，利尿通淋。

【饮片】本品饮片为不规则的段。根表面棕褐色，抽皱；根头部有棕褐色或黄白色的茸毛，有的已脱落。叶多皱缩破碎，绿褐色或暗灰绿色；完整者展平后呈倒披针形，先端尖或钝，边缘浅裂或羽状分裂，基部渐狭，下延呈柄状。头状花序，总苞片多层；花冠黄褐色或淡黄白色。有时可见具白色冠毛的长椭圆形瘦果。气微，味微苦。

鱼 腥 草

【来源】本品为三白草科植物蕺菜的新鲜全草或干燥地上部分。

【性状】鲜鱼腥草茎呈圆柱形，长 20～45cm，直径 0.25～0.45cm；上部绿色或紫红色，下部白色，节明显，下部节上生有须根，无毛或被疏毛。叶互生，叶片呈心形，长 3～10cm，宽 3～11cm；先端渐尖，全缘；上表面绿色，密生腺点；下表面常紫红色。叶柄细长，基部与托叶合生成鞘状。穗状花序顶生。具鱼腥气，味涩。

干鱼腥草茎呈扁圆柱形，扭曲，表面黄棕色，具纵棱数条；质脆，易折断。叶片卷折皱缩，展平后呈心形，上表面暗黄绿色至暗棕色，下表面灰绿色或灰棕色。穗状花序黄棕色。

【功能】清热解毒，消痈排脓，利尿通淋。

【饮片】本品饮片为不规则的段。茎呈扁圆柱形，表面淡红棕色至黄棕色，有纵棱。叶片多破碎，黄棕色至暗棕色。穗状花序黄棕色。搓碎具鱼腥气，味涩。

麻　黄

【来源】本品为麻黄科植物草麻黄、中麻黄或木贼麻黄的干燥草质茎。

【性状】草麻黄呈细长圆柱形，少分枝，直径 1～2mm；有的带少量棕色木质茎。表面淡绿色至黄绿色，有细纵脊线，触之微有粗糙感。节明显，节间长 2～6cm；节上有膜质鳞叶，长 3～4mm；裂片 2（稀 3），呈锐三角形，先端灰白色，反曲，基部联合成筒状，红棕色。体轻，质脆，易折断。断面略呈纤维性，周边绿黄色，髓部红棕色，近圆形。气微香，味涩、微苦。

中麻黄多分枝，直径 1.5～3mm，有粗糙感。节上膜质鳞叶长 2～3mm，裂片 3（稀 2），先端锐尖。断面髓部呈三角状圆形。

木贼麻黄较多分枝，直径 1～1.5mm，无粗糙感。节间长 1.5～3cm。膜质鳞叶长 1～2mm；裂片 2（稀 3），上部为短三角形，灰白色，先端多不反曲，基部棕红色至棕黑色。

【功能】发汗散寒，宣肺平喘，利水消肿。

【饮片】本品饮片呈圆柱形的段。表面淡黄绿色至黄绿色，粗糙，有细纵脊线，节上有细小鳞叶。切面中心显红黄色。气微香，味涩、微苦。

八、动物类药材

1. 鉴别检识要点

动物类药材的药用部位包括动物的全体（如蕲蛇）、动物体某一部分（如龟甲、珍珠母）、排泄物（如五灵脂）、加工品（如阿胶）等。动物类饮片复杂多样，鉴别时注意观察形状、颜色、气味、表面特征等，必要时应做显微或理化鉴别。

2. 常用品种的检识

蕲　蛇

【来源】本品为蝰科动物五步蛇的干燥体。

【性状】本品卷呈圆盘状，盘径 17～34cm，体长可达 2m。头在中间稍向上，呈三角形而扁平，吻端向上，习称"翘鼻头"。上腭有管状毒牙，中空尖锐。背部两侧各有黑褐色与浅棕色组成的"V"形斑纹 17～25 个，其"V"形的两上端在背中线上相接，习称"方胜纹"，有的左右不相接，呈交错排列。腹部撑开或不撑开，灰白色，鳞片较大，有黑色类圆形的斑点，习称"连珠斑"；腹内壁黄白色，脊椎骨的棘突较高，呈刀片状上突，前后椎体下突基本同形，多为弯刀状，向后倾斜，尖端明显超过椎体后隆面。尾部骤细，末端有三角形深灰色的角质鳞片 1 枚。气腥，味微咸。

【功能】祛风，通络，止痉。

龟 甲

【来源】本品为龟科动物乌龟的背甲及腹甲。

【性状】本品背甲及腹甲由甲桥相连，背甲稍长于腹甲，与腹甲常分离。背甲呈长椭圆形拱状，长 7.5～22cm，宽 6～18cm；外表面棕褐色或黑褐色，脊棱 3 条；颈盾 1 块，前窄后宽；椎盾 5 块，第 1 椎盾长大于宽或近相等，第 2～4 椎盾宽大于长；肋盾两侧对称，各 4 块；缘盾每侧 11 块；臀盾 2 块。腹甲呈板片状，近长方椭圆形，长 6.4～21cm，宽 5.5～17cm；外表面淡黄棕色至棕黑色，盾片 12 块，每块常具紫褐色放射状纹理，腹盾、胸盾和股盾中缝均长，喉盾、肛盾次之，肱盾中缝最短；内表面黄白色至灰白色，有的略带血迹或残肉，除净后可见骨板 9 块，呈锯齿状嵌接；前端钝圆或平截，后端具三角形缺刻，两侧残存呈翼状向斜上方弯曲的甲桥。质坚硬。气微腥，味微咸。

【功能】滋阴潜阳，益肾强骨，养血补心，固经止崩。

【饮片】性状同药材。

珍 珠 母

【来源】本品为蚌科动物三角帆蚌、褶纹冠蚌或珍珠贝科动物马氏珍珠贝的贝壳。

【性状】三角帆蚌略呈不等边四角形。壳面生长轮呈同心环状排列。后背缘向上突起，形成大的三角形帆状后翼。壳内面外套痕明显；前闭壳肌痕呈卵圆形，后闭壳肌痕略呈三角形。左、右壳均具两枚拟主齿，左壳具两枚长条形侧齿，右壳具一枚长条形侧齿；具光泽。质坚硬。气微腥，味淡。

褶纹冠蚌呈不等边三角形。后背缘向上伸展成大型的冠。壳内面外套痕略明显；前闭壳肌痕大呈楔形，后闭壳肌痕呈不规则卵圆形，在后侧齿下方有与壳面相应的纵肋和凹沟。左、右壳均具一枚短而略粗后侧齿和一枚细弱的前侧齿，均无拟主齿。

马氏珍珠贝呈斜四方形，后耳大，前耳小，背缘平直，腹缘圆，生长线极细密，成片状。闭壳肌痕大，长圆形。具一凸起的长形主齿。

【功能】平肝潜阳，安神定惊，明目退翳。

阿 胶

【来源】本品为马科动物驴的干燥皮或鲜皮经煎煮、浓缩制成的固体胶。

【性状】本品呈长方形块、方形块或丁状。表面棕色至黑褐色，有光泽。质硬而脆。断面光亮，碎片对光照视呈棕色半透明状。气微，味微甘。

【功能】补血滋阴，润燥，止血。

九、矿物类药材

1. 鉴别检识要点

矿物类药材有的是天然矿物，如石膏、寒水石；有的是化石，如龙骨、龙齿。鉴别矿物类中药饮片，要熟悉其主要化学成分和加工炮制方法，观察其形态、颜色、表面特征、硬度、质地、气味等，必要时可进行理化鉴别。

2. 常用品种的检识

石 膏

【来源】本品为硫酸盐类矿物硬石膏族石膏，主含含水硫酸钙（$CaSO_4 \cdot 2H_2O$）。

【性状】本品为纤维状的集合体，呈长块状、板块状或不规则块状。白色、灰白色或淡黄色，有的半透明。体重，质软，纵断面具绢丝样光泽。气微，味淡。

【功能】清热泻火，除烦止渴。

磁 石

【来源】本品为氧化物类矿物尖晶石族磁铁矿，主含四氧化三铁（Fe_3O_4）。

【性状】本品为块状集合体，呈不规则块状，或略带方形，多具棱角。灰黑色或棕褐色，条痕黑色，具金属光泽。体重，质坚硬，断面不整齐。具磁性。有土腥气，味淡。

【功能】镇惊安神，平肝潜阳，聪耳明目，纳气平喘。

【饮片】本品饮片为不规则的碎块。灰黑色或褐色，条痕黑色，具金属光泽。

滑 石

【来源】本品为硅酸盐类矿物滑石族滑石，主含含水硅酸镁〔$Mg_3(Si_4O_{10})(OH)_2$〕。

【性状】本品多为块状集合体，呈不规则的块状。白色、黄白色或淡蓝灰色，有蜡样光泽。质软，细腻，手摸有滑润感，无吸湿性，置水中不崩散。气微，味淡。

【功能】利尿通淋，清热解暑；外用收湿敛疮。

白 矾

【来源】本品为硫酸盐类矿物明矾石经加工提炼制成。

【性状】本品呈不规则的块状或粒状。无色或淡黄白色，透明或半透明。表面略平滑或凹凸不平，具细密纵棱，有玻璃样光泽。质硬而脆。气微，味酸、微甘而极涩。

【功能】外用解毒杀虫，燥湿止痒；内服止血止泻，祛除风痰。

芒　硝

【来源】本品为硫酸盐类矿物芒硝族芒硝，经加工精制而成的结晶体。主含含水硫酸钠（$Na_2SO_4 \cdot 10H_2O$）。

【性状】本品为棱柱状、长方形或不规则块状及粒状。无色透明或类白色半透明。质脆，易碎，断面具玻璃样光泽。气微，味咸。

【功能】泻下通便，润燥软坚，清火消肿。

十、其他类药材

1. 鉴别检识要点

药用部位未能归于前述类别项下的药材，统称为"其他类药材"，主要包括菌藻地衣类，如茯苓、昆布；树脂类，如乳香、没药；蕨类植物的成熟孢子，如海金沙；某些植物体上的虫瘿，如五倍子等；以及植物的加工品，如芦荟、青黛等。对于这些药材，一般多采用性状鉴别法；对于芦荟、青黛等加工品常采用理化鉴别法，而海金沙等少数中药也可采用显微鉴别法。

2. 常用品种的检识

茯　苓

【来源】本品为多孔菌科真菌茯苓的干燥菌核。

【性状】茯苓个呈类球形、椭圆形、扁圆形或不规则团块，大小不一。外皮薄而粗糙，棕褐色至黑褐色，有明显的皱缩纹理。体重，质坚实。断面颗粒性，有的具裂隙，外层淡棕色，内部白色，少数淡红色，有的中间抱有松根。气微，味淡，嚼之粘牙。

茯苓块为去皮后切制的茯苓，呈立方块状或方块状厚片，大小不一。白色、淡红色或淡棕色。

茯苓片为去皮后切制的茯苓，呈不规则厚片，厚薄不一。白色、淡红色或淡棕色。

【功能】利水渗湿，健脾，宁心。

【饮片】性状同药材。

乳　香

【来源】本品为橄榄科植物乳香树及同属植物树皮渗出的树脂。

【性状】本品呈长卵形滴乳状、类圆形颗粒或黏合成大小不等的不规则块状物。大者长达 2cm（乳香珠）或 5cm（原乳香）。表面黄白色，半透明，被有黄白色粉末，久存则颜色加深。质脆，遇热软化。破碎面有玻璃样或蜡样光泽。具特异香气，味微苦。

【功能】活血定痛，消肿生肌。

没 药

【来源】本品为橄榄科植物地丁树或哈地丁树的干燥树脂。分为天然没药和胶质没药。

【性状】天然没药呈不规则颗粒性团块，大小不等，大者直径长达 6cm 以上。表面黄棕色或红棕色，近半透明部分呈棕黑色，被有黄色粉尘。质坚脆，破碎面不整齐，无光泽。有特异香气，味苦而微辛。

胶质没药呈不规则块状和颗粒，多黏结成大小不等的团块，大者直径长达 6cm 以上。表面棕黄色至棕褐色，不透明。质坚实或疏松。有特异香气，味苦而有黏性。

【功能】散瘀定痛，消肿生肌。

海 金 沙

【来源】本品为海金沙科植物海金沙的干燥成熟孢子。

【性状】本品呈粉末状，棕黄色或浅棕黄色。体轻，手捻有光滑感，置手中易由指缝滑落。气微，味淡。

【功能】清利湿热，通淋止痛。

青 黛

【来源】本品为爵床科植物马蓝、蓼科植物蓼蓝或十字花科植物菘蓝的叶或茎叶经加工制得的干燥粉末、团块或颗粒。

【性状】本品为深蓝色的粉末，体轻，易飞扬；或呈不规则多孔性的团块、颗粒，用手搓捻即成细末。微有草腥气，味淡。

【功能】清热解毒，凉血消斑，泻火定惊。

五 倍 子

【来源】本品为漆树科植物盐肤木、青麸杨或红麸杨叶上的虫瘿，主要由五倍子蚜寄生而形成。

【性状】肚倍呈长圆形或纺锤形囊状，长 2.5～9cm，直径 1.5～4cm。表面灰褐色或灰棕色，微有柔毛。质硬而脆，易破碎。断面角质样，有光泽，壁厚 0.2～0.3cm，内壁平滑，有黑褐色死蚜虫及灰色粉状排泄物。气特异，味涩。

角倍呈菱形，具不规则的钝角状分枝，柔毛较明显，壁较薄。

【功能】敛肺降火，涩肠止泻，敛汗，止血，收湿敛疮。

实训七 ▶▶ 中药识别

一、实训目标

实训内容	实训等级	实训评分标准
在 20 分钟内，完成 25 味中药饮片识别，并按序号写出正名、科属、用药部位和功能	合格	在规定时间内，写出 25 味中药的正名、科属、用药部位和功能，正确率≥75%
	良好	在规定时间内，写出 25 味中药的正名、科属、用药部位和功能，正确率≥85%
	优秀	在规定时间内，写出 25 味中药的正名、科属、用药部位和功能，正确率≥95%

二、实训考核

按主考老师提供的中药饮片目录约 150 种（根及根茎类约 50 种、皮及茎木类约 10 种、花及叶类约 20 种、果实及种子类约 30 种、全草类约 20 种、动物类约 10 种、矿物类约 5 种、其他类约 5 种），随机挑选其中的 25 味进行识别，中药饮片需填写正名、科属、用药部位和功能，以现行版《中国药典》为准，其中功能按《中国药典》规定的前两个为准。中药调剂员技能操作（中药识别）评分表见表 8-2。

表 8-2 中药调剂员技能操作（中药识别）评分表

部门：_____ 姓名：_____ 成绩：_____

序号	正名	科属	用药部位	功能	得分
说明：在 20 分钟内，完成 25 味中药饮片的识别，并按序号写出正名、科属、用药部位和功能。				合计	

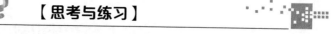

【思考与练习】

1.中药性状鉴别主要包括哪些内容？

2.中药常用术语中和蕲蛇有关的有哪些？它们的解析分别是什么？

3.简述白芍和赤芍的性状区别。

4.简述黄连的商品规格及性状区别。

5.菊花按产地和加工方法不同分为哪几种？如何鉴别？

6.简述吴茱萸与山茱萸的来源及性状区别。

7.比较桃仁与杏仁的异同点。

8.简述金钱草与广金钱草的来源及性状区别。

9.简述乳香和没药的性状区别。

第九章

贵细药材
介绍

———

在中药调剂工作中，经常会遇到一些贵细药材，因此中药调剂员应能知晓常用贵细药材的品种，正确掌握它们的功效与用法，熟悉其鉴别特征，以及区分常见的伪品，正确贮存保管贵细药材。

第一节　常见的贵细药材

🔖 **学习目标**

1.能知晓贵细药材的概念。
2.能熟记常见贵细药材品种。

一、贵细药材的概念

贵细药材，又称名贵药材、参茸贵细、细料，原是指来之不易、物稀量少、疗效卓著、价值高贵的中药材，是中药材中之精品。近年来人们常将一些药食兼用，且具有保健功能的中药材也列入其中，故业内又称这类药材为"土杂贵细"。

二、常见的贵细药材品种

目前对于贵细药材的判断依据尚没有一个统一的标准。一般来说，贵细药材首先是疗效显著，其次是价格昂贵，再次是资源相对稀缺。在日常工作中，可将以下品种列为贵细药材：

人参、三七、黄连、贝母、鹿茸、冬虫夏草、天麻、珍珠、全蝎、肉桂、沉香、石斛、铁皮石斛、胖大海、阿胶、羚羊角、乳香、没药、血竭、砂仁、檀香、丁香、灵芝、西红花等。

第二节　常见贵细药材的鉴别与伪品介绍

🔖 **学习目标**

1.能知晓常见贵细药材的来源和用药部位及性状。
2.能知晓常见贵细药材伪品。

在中药调剂工作中，经常会遇到一些贵细药材，中药调剂员应能根据其性状特征，准确识别出药材，并能与常见的伪品相区别。

一、常见贵细药材鉴别特征

常见的贵细药材在鉴别时，应与现行版《中国药典》中的该药品下各项目对照，在调剂工作中，一般重点检查其来源特征和形状特征。以下介绍几种中药调剂工作中常见的贵细药材。

人 参

【来源】本品为五加科植物人参的干燥根及根茎。

【性状】主根呈纺锤形或圆柱形，长3～15cm，直径1～2cm。表面灰黄色，上部或全体有疏浅断续的粗横纹及明显的纵皱纹，下部有支根2～3条，并着生多数细长的须根，须根上常有不明显的细小疣状突出。根茎（芦头）长12cm，直径0.3～1.5cm，多拘挛而弯曲，具不定根（芋）和稀疏的凹窝状茎痕（芦碗）。质较硬。断面淡黄白色，显粉性，形成层环纹棕黄色，皮部有黄棕色的点状树脂道及放射状裂隙。香气特异，味微苦、甘。

或主根多与根茎近等长或较短，呈圆柱形、菱角形或人字形，长1～6cm。表面灰黄色，具纵皱纹，上部或中下部有环纹。支根多为2～3条，须根少而细长，清晰不乱，有较明显的疣状突起。根茎细长，少数粗短，中上部具稀疏或密集而深陷的茎痕。不定根较细，多下垂。

三 七

【来源】本品为五加科植物三七的干燥根和根茎。

【性状】主根呈类圆锥形或圆柱形，长1～6cm，直径1～4cm；表面灰褐色或灰黄色，有断续的纵皱纹和支根痕。顶端有茎痕，周围有瘤状突起；体重，质坚实；断面灰绿色、黄绿色或灰白色，木质部微呈放射状排列；气微，味苦回甜。筋条呈圆柱形或圆锥形，长2～6cm，上端直径约0.8cm，下端直径约0.3cm。剪口呈不规则的皱缩块状或条状，表面有数个明显的茎痕及环纹；断面中心灰绿色或白色，边缘深绿色或灰色。

川 贝 母

【来源】本品为百合科植物川贝母、暗紫贝母、甘肃贝母、梭砂贝母的干燥鳞茎。按性状不同分别习称"松贝""青贝""炉贝"和"栽培品"。

【性状】松贝呈类圆锥形或近球形，高0.3～0.8cm，直径0.3～0.9cm。表面类白色。外层鳞叶2瓣，大小悬殊，大瓣紧抱小瓣，未抱部分呈新月形，习称"怀中抱月"；顶部闭合，内有类圆柱形、顶端稍尖的心芽和小鳞叶1～2枚；先端钝圆或稍尖，底部平，微凹入，中心有1灰褐色的鳞茎盘，偶有残存须根。质硬而脆。断面白色，富粉性。气微，味微苦。

青贝呈类扁球形，高0.4～1.4cm，直径0.4～1.6cm。外层鳞叶2瓣，大小相近，相对抱合，顶部开裂，内有心芽和小鳞叶2～3枚及细圆柱形的残茎。

炉贝呈长圆锥形，高0.7～2.5cm，直径0.5～2.5cm。表面类白色或浅棕黄色，有的具棕色斑点。外层鳞叶 2 瓣，大小相近，顶部开裂而略尖，基部稍尖或较钝。

栽培品呈类扁球形或短圆柱形，高 0.5～2cm，直径 1～2.5cm。表面类白色或浅棕黄色，稍粗糙，有的具浅黄色斑点。外层鳞叶 2 瓣，大小相近，顶部多开裂而较平。

天　麻

【来源】本品为兰科植物天麻的干燥块茎。

【性状】本品呈椭圆形或长条形，略扁，皱缩而稍弯曲，长 3～15cm，宽 1.5～6cm，厚 0.5～2cm。表面黄白色至黄棕色，有纵皱纹及由潜伏芽排列而成的横环纹多轮，有时可见棕褐色菌索。顶端有红棕色至深棕色鹦嘴状的芽或残留茎基；另一端有圆脐形疤痕。质坚硬，不易折断。断面较平坦，黄白色至淡棕色，角质样。气微，味甘。

石　斛

【来源】本品为兰科植物金钗石斛、鼓槌石斛或流苏石斛的栽培品及其同属植物近似种的新鲜或干燥茎。

【性状】鲜石斛呈圆柱形或扁圆柱形，长约 30cm，直径 0.4～1.2cm。表面黄绿色，光滑或有纵纹，节明显，色较深，节上有膜质叶鞘。肉质多汁，易折断。气微，味微苦而回甜，嚼之有黏性。

金钗石斛呈扁圆柱形，长 20～40cm，直径 0.4～0.6cm，节间长 2.5～3cm。表面金黄色或黄中带绿色，有深纵沟。质硬而脆，断面较平坦而疏松。气微，味苦。

鼓槌石斛呈粗纺锤形，中部直径 1～3cm，具 3～7 节。表面光滑，金黄色，有明显凸起的棱。质轻而松脆，断面呈海绵状。气微，味淡，嚼之有黏性。

流苏石斛呈长圆柱形，长 20～150cm，直径 0.4～1.2cm，节明显，节间长 2～6cm。表面黄色至暗黄色，有深纵槽。质疏松，断面平坦或呈纤维性。味淡或微苦，嚼之有黏性。

铁皮石斛

【来源】本品为兰科植物铁皮石斛的干燥茎。

【性状】本品呈螺旋形或弹簧状，通常为 2～6 个旋纹，茎拉直后长 3.5～8cm，直径 0.2～0.4cm。表面黄绿色或略带金黄色，有细纵皱纹，节明显，节上有时可见残留的灰白色叶鞘；一端可见茎基部留下的短须根。质坚实，易折断。断面平坦，灰白色至灰绿色，略呈角质状。气微，味淡，嚼之有黏性。

西 红 花

【来源】本品为鸢尾科植物番红花的干燥柱头。

【性状】本品呈线形，三分枝，长约 3cm。暗红色，上部较宽而略扁平，顶端边缘显不整齐的齿状，内侧有一短裂隙，下端有时残留一小段黄色花柱。体轻，质松软，无油润光泽，干燥后质脆易断。气特异，微有刺激性，味微苦。

灵 芝

【来源】本品为多孔菌科真菌赤芝或紫芝的干燥子实体。

【性状】赤芝外形呈伞状，菌盖呈肾形、半圆形或近圆形，直径 10～18cm，厚 1～2cm。皮壳坚硬，黄褐色至红褐色，有光泽，具环状棱纹和辐射状皱纹，边缘薄而平截，常稍内卷。菌肉白色至淡棕色。菌柄呈圆柱形，侧生，少偏生，长 7～15cm，直径 1～3.5cm，红褐色至紫褐色，光亮。孢子细小，黄褐色。气微香，味苦涩。

紫芝皮壳紫黑色，有漆样光泻。菌肉锈褐色，菌柄长 17～23cm。

胖 大 海

【来源】本品为梧桐科植物胖大海的干燥成熟种子。

【性状】本品呈纺锤形或椭圆形，长 2～3cm，直径 1～1.5cm。先端钝圆，基部略尖而歪，具浅色的圆形种脐。表面棕色或暗棕色，微有光泽，具不规则的干缩皱纹。外层种皮极薄，质脆，易脱落；中层种皮较厚，黑褐色，质松易碎，遇水膨胀成海绵状，断面可见散在的树脂状小点；内层种皮可与中层种皮剥离，稍革质，内有 2 片肥厚胚乳，呈广卵形。子叶 2 枚，菲薄，紧贴于胚乳内侧，与胚乳等大。气微，味淡，嚼之有黏性。

冬虫夏草

【来源】本品为麦角菌科真菌冬虫夏草菌寄生在蝙蝠蛾科昆虫幼虫上的子座和幼虫尸体的干燥复合体。

【性状】本品由虫体与从虫头部长出的真菌子座相连而成。虫体似蚕，长 3～5cm，直径 0.3～0.8cm；表面深黄色至黄棕色，有环纹 20～30 个，近头部的环纹较细；头部红棕色；足 8 对，中部 4 对较明显；质脆，易折断；断面略平坦，淡黄白色。子座细长圆柱形，长 4～7cm，直径约 0.3cm；表面深棕色至棕褐色，有细纵皱纹，上部稍膨大；质柔韧；断面类白色。气微腥，味微苦。

二、常见贵细药材伪品

贵细药材因其来源稀少或价格昂贵，经常会有不法分子以假乱真、以次充好，严重影响药材的治疗作用。部分常见贵细药材伪品见表 9-1，在日常工作中应注意鉴别。

表 9-1　部分常见贵细药材伪品介绍

贵细药材	常见伪品
人参	移山参：用五加科植物人参半栽培品或栽培品的干燥根及根茎冒充野山参 伪制品：将移山参、园参的某些部分通过刀刻、拼接形成状如野山参的假参。常见的有接芦头、拼体、刻横纹、接腿、接须
三七	温莪术：为姜科植物温郁金的干燥根茎，以其干燥根茎经手工雕刻而冒充正品三七 菊三七：为菊科植物的干燥根茎 藤三七：为落葵科植物的干燥块茎 姜三七：为姜科植物的干燥根茎
天麻	大丽菊：为菊科植物大丽菊的块根，呈长纺锤形，微弯或扁，表面灰白色或类白色，未去皮者显黄棕色。与正品最明显的区别点是，断面中心木质化或中空 紫茉莉：为茉莉科植物紫茉莉的根。经蒸熟后刮去外表皮来冒充正品，加工压扁，平直或稍弯曲，顶端残留茎基或凹陷 马铃薯：为茄科植物马铃薯的块茎，仿照正品人工加工而成
胖大海	圆粒苹婆：为梧桐科植物圆粒苹婆的干燥成熟种子
冬虫夏草	亚香棒虫草：为麦角菌科真菌亚香棒虫草菌寄生在鳞翅目昆虫幼虫上的子座及幼虫尸体的复合体 新疆虫草：为麦角菌科真菌新疆草菌的幼虫尸体 地蚕：为唇形科植物地蚕的干燥根茎 模压而成的虫草：用面粉、玉米粉、石膏等经加工模压而成
川贝母	轮叶贝母：为百合科植物轮叶贝母的干燥鳞茎。 米贝母：为百合科植物米贝母的干燥鳞茎。 光慈菇：为百合科植物光慈菇的鳞茎

第三节　常见贵细药材的功效、用法与保管

📖 **学习目标**

1.能知晓常见贵细药材的功能与主治、用法与用量。
2.能熟记常见贵细药材的保管方法。

一、常见贵细药材的功效与用法

部分常用的贵细药材功效与用法可参照现行版的《中国药典》，表 9-2 摘录了部分贵细药材的功能主治与用法用量，可供参考。

表 9-2　部分贵细药材功效与用法用量

贵细药材名称	功能主治	用法用量
三七	散瘀止血，消肿定痛。用于咯血、吐血、衄血、便血、崩漏、外伤出血、胸腹刺痛、跌扑肿痛	煎服，3～9g；研粉吞服，每次1～3g；外用适量
川贝母	清热润肺，化痰止咳，散结消痈。用于肺热燥咳、干咳少痰、阴虚劳嗽、痰中带血、瘰疬、乳痈、肺痈	煎服，3～10g；研粉吞服，每次1～2g
天麻	息风止痉，平抑肝阳，祛风通络。用于小儿惊风、癫痫抽搐、破伤风、头痛眩晕、手足不遂、肢体麻木、风湿痹痛	煎服，3～10g
石斛	益胃生津，滋阴清热。用于热病津伤、口干烦渴；胃阴不足、食少干呕；病后虚热不退；阴虚火旺，骨蒸劳热；目暗不明，筋骨痿软	煎服，6～12g，鲜品15～30g
西红花	活血化瘀，凉血解毒，解郁安神。用于经闭癥瘕、产后瘀阻、温毒发斑、忧郁痞闷、惊悸发狂	煎服或开水泡服，每次1～3g
灵芝	补气安神，止咳平喘。用于心神不宁、失眠心悸、肺虚咳喘、虚劳短气、不思饮食	煎服，6～12g
胖大海	清热润肺，利咽开音，润肠通便。用于肺热声哑、干咳无痰、咽喉干痛、热结便闭、头痛目赤	沸水泡服或煎服，每次2～3枚

二、常见贵细药材的贮藏保管与注意事项

1. 贵细药材贮藏的总体要求

贵细药材贮存要注意防潮、防虫、防霉变，做到勤检查。在害虫和霉菌滋生季节，定期查看，做到饮片干净整洁，贮存环境干燥、阴凉、避光。在梅雨季节将饮片放到冰柜内，温度控制在2～8℃，湿度控制在35％～75％，以符合GSP的要求。同时可采取对抗贮存的方法，如放些花椒或牡丹皮与贵细药材同时存放；湿度大时放入干燥剂等。

2. 常见贵细药材的贮藏与注意事项

（1）人参　专柜陈列，专库贮藏，密封保存，每日早、晚各检查一次，每月定时养护。观察干湿度及是否有发霉、虫蛀等现象，如遇梅雨季节，用除湿机控制湿度。柜台陈列品可放入少量花椒或干石灰，家庭可以用防潮纸包好或食品密封袋密封后直接放入冰箱冷冻，如有霉变或走油不能入药。

（2）冬虫夏草　专柜陈列，密封保存，每天上下班检查干湿度及是否有发霉、虫蛀现象。柜台陈列品可以放入少许牡丹皮，密封，能有效防止生虫，也可装入密封容器放入温度控制在－1～5℃的冰柜内；家庭存放可装入食品密封袋并放入冰箱冷冻保存，如有霉变不能入药。

（3）三七　三七饮片可装入密闭容器，每天上下班检查干湿度及是否有发霉、虫蛀等现象。如梅雨季节湿度较大时，可以晾晒或烘干；家庭存放可密封保存，并放于阴凉干燥处。三七粉可用玻璃瓶或食品级塑料瓶密封好，放入冰柜内冷藏，定

期查看。

（4）西红花　西红花因柱头容易受潮发生霉变，易在光照情况下发生化学反应，贮存时要注意避光、密闭、冷藏及防潮。可装入密封袋或瓶装，避光存放于阴凉干燥处；家庭存放可密封置于冰箱冷冻保存，应避免串味。

（5）天麻　因天麻含较多的黏液质易吸潮发生霉变，故应置于通风干燥处。注意防潮，受潮后易发霉影响色泽。发霉时可用水加白矾洗净晒干。如生虫可在阳光下暴晒，严重者用硫黄熏杀，入夏前最好用硫黄熏1～2次。柜台存放宜密封保存，可装入少许干燥剂，每天上下班需检查干湿度及是否有发霉虫蛀现象；家庭存放，如切成片或打成粉可密封放于冰箱内冷藏。

【思考与练习】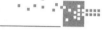

1.贵细药材的概念是什么？

2.三七的常见伪品有哪些？

3.天麻的常见伪品有哪些？

4.贵细药材贮藏的总体要求是什么？

参 考 文 献

[1] 付晓，覃骊兰. 对中药调剂现状与发展的一点看法 [J]. 海峡药学，2018，30（3）：275-277.

[2] 国家中医药管理局职业技能鉴定指导中心. 国家中医药行业特有工种职业技能鉴定培训教材：中药调剂员 [M]. 北京：中国中医药出版社，2009.

[3] 翟华强，王燕平，翟胜利. 中药调剂学实用手册 [M]. 北京：中国中医药出版社，2016.

[4] 谭德福. 中药调剂学 [M]. 北京：中国中医药出版社，1995.

[5] 李广庆. 中药调剂学概论 [M]. 北京：中国医药科技出版社，1995.

[6] 国家食品药品监督管理总局执业药师资格认证中心组织编写. 中药调剂实务 [M]. 北京：中国医药科技出版社，2016.

[7] 李盟，张东肃，朱莹，等. 某院处方质量管理前置审核的效果分析 [J]. 中国病案，2019，20（12）：50-52.

[8] 国家执业药师考试精讲编写组. 中药学综合知识与技能 [M]. 北京：中国中医药科技出版社，2017.

[9] 缪睿，邬海萍，王虹，等. 中国药典 2015 年版妊娠哺乳期禁忌相关中成药整理及思考 [J]. 中国现代应用药学，2016，33（5）：618-623.

[10] 高学敏. 中药学 [M]. 北京：中国中医药出版社，2002.

[11] 梅全喜，曹俊岭. 中药临床药学 [M]. 北京：人民卫生出版社，2013.

[12] 刘中华，浅析中药饮片处方应付中的常见问题 [J]. 中国保健营养，2012，（7）：2292-2293.

[13] 杨艳杰，曹枫林. 护理心理学 [M]. 4 版. 北京：人民卫生出版社，2017.

[14] 王伟，张宁. 临床心理学 [M]. 2 版. 北京：人民卫生出版社，2016.

[15] 马辛，赵旭东. 医学心理学 [M]. 3 版. 北京：人民卫生出版社，2015.

[16] 姚树桥，杨艳杰. 医学心理学 [M]. 7 版. 北京：人民卫生出版社，2018.

[17] 夏保京，王少青. 慢性病管理学 [M]. 上海：第二军医大学出版社，2014.

[18] 徐国辉. 社区护理学 [M]. 4 版. 北京：人民卫生出版社，2019.

[19] 浙江省食品药品监督管理局. 浙江省中药炮制规范 [M]. 北京：中国医药科技出版社，2015.

[20] 戴玉山. 中药调剂员国家职业资格培训教程 [M]. 北京：中国中医药出版社，2003.

[21] 张喜林，李路勇，字文虎. 中药服用方法与疗效 [J]. 中国民间疗法，2007，15（11）：62-63.

[22] 曹喜娥. 几类中药服药时间探讨 [J]. 南都学坛：自然科学版，2001，（3）：123-124.

[23] 谢雨洮，胡敏，伍莉. 浅谈中药的服药时间与临床疗效关系 [J]. 中国民族民间医药，2011，20（11）：45.

[24] 张丽平. 中药的服用方法 [J]. 药物与人，2002，15（5）：48-49.

[25] 谢杭珍，福建省医科大学附属医院龙岩市第一医院. 浅谈服用中药的饮食禁忌 [J]. 中国民间疗法，2015，23（11）：59-60.

[26] 朱佳. 浅谈中药的饮食禁忌及对中药的认识误区 [J]. 青岛医药卫生，2012，44（4）：302.

[27] 吴巍，苗明三. 常用中药外用剂型的特点及应用 [J]. 中医学报，2011，（01）：114-116.

[28] 吴文博，董占军. 中药汤剂研究 [M]. 石家庄：河北科学技术出版社，2008.

[29] 徐央丽. 中药煎煮基本原则及操作规程 [J]. 浙江中医药大学学报，2007，31（5）：624-625.

[30] 肖兰华，李良枝. 中药煎煮过程中操作规程的必要性分析 [J]. 医学信息，2011，24（1）：184.

[31] 郭桂明. 中药煎煮用药咨询标准化手册 [M]. 北京：人民卫生出版社，2017.

[32] 薛锦. 中药煎煮方法 [J]. 光明中医，2014，（12）：199-200.

[33] 徐灵胎. 医学源流论 [M]. 北京，中国医药科技出版社，2011.

[34] 卢芳国，张世鹰，吴治谚.中药煎煮的容器、溶媒、时间、火候因素 [J].中医杂志，2016，(1)：78-80.

[35] 许平.中药煎煮对临床疗效所产生的不同作用 [J].中国临床医药研究杂志，2003，(95)：9558-9559.

[36] 杨蓉，郑虎占.中药煎煮法的现代研究概况 [J].中国医药科学，2012，02 (17)：44-46.

[37] 廖仰平.煎煮工艺对汤剂质量的影响 [J].中国民族民间医药，2008，17 (5)：9-11.

[38] 李时珍.本草纲目 [M].北京：人民卫生出版社，1975.

[39] 国家药典委员会.中华人民共和国药典 [M].北京：中国医药科技出版社，2015.

[40] 袁久志.中药鉴定学课堂笔记 [M].北京：人民军医出版社，2013.

[41] 徐德生.中药学综合知识与技能 [M].北京：中国医药科技出版社，2011.

[42] 夏家超.天麻采收加工及贮藏技术 [J].农家科技，2007，(10)：35.

[43] 张家林.中草药真伪鉴别实用大全 [M].北京：中医古籍出版社，2007.